せんりゅう養生訓
百歳力をつける

100-years old powers acquire

斎藤大雄

Saito Daiyu

新葉館出版

はじめに

人生百歳説を思い立ったのは平成十七年の秋のことだった。文化人が集まって飲む会に「こっくり会」という得体の知れない会がある。そのメンバーの一人、音楽家の駒ヶ嶺大三がぽつりと漏らしたことばがあった。「私も八十三歳になってね」であった。いままで年齢を超越して飲み、語ってきたのに、年齢を知らされて一瞬驚いた。

若い、元気だ、という月並みなことばではなく、年齢を口にするということに驚いたのだ。アーティストには年齢がないといわれているように、この「こっくり会」の仲間内では年齢を意識したことがなかった。それがぽつりと独白したのだから、アーティストにも年齢があることを知らされたのだ。そして年齢を意識したとき、アーティストは百歳まで生きることができるのではないかと思った。

その後、人生百歳説が脳裏に刻まれた。そして百歳までの人生設計を立てることにしたのである。

百歳力をつける　目次

百歳の食を考える 89

7　百歳力をつける

百歳力をつける

chapter 01

百歳力をつける

百歳までの人生設計を考える

百歳までの日めくりカレンダー

人生百歳説とは百歳から現在の歳を引いた年数をこれからの人生であると考え、その上でその時間をいかに生きるかを考えていくことだ。六十代の人はあと四十年あるだろうし、八十代の人はあと二十年もあるということだ。その上でその二十年のカレンダーを作っていこうということである。しかも、そのカレンダーは日めくりでなければならない。

日めくりをやぶれば朝の音がする　井関　滋啓

日めくりは一日が終れば一日を剥ぎ取る。その下から今日という日が現れる。そして今日を生きるのだ。百歳に向かって日めくりを剥いでいかなくてはならない。

日めくりの一枚なんと重い日よ　新谷　雅一

日めくりを一枚剥ぐということは今日を生きて来た証を確かめるということだ。生きて来たということは命のありがたさを実感することだ。そのためには確固とした死生観をもたなければならない。

一四〇歳への夢

限界をさとった日から老い始め

畠山　宗次

人間は、病気にならないで生きようとすれば一四〇歳まで生きられる細胞を持っているとのことだ。これは細胞のテロメアという染色体の末端の長さから、人間のおよその寿命を推定したものだ。そうすると人間誰しもが一四〇歳くらいまでは大丈夫ということになる。しかし、いまのところは寝たきりでなら一二〇歳まで、普通に動ける限界は一一〇歳くらいだろう。

これからの時代は百歳で死にたい人は百歳で、一二〇歳で死にたい人、八十歳で死にたい人は、といったように寿命をコントロールできる時代がくるのではなかろうか。

百歳を越えた人は、一九八一年には一千人、一九九八年には一万人、二〇〇三年には二万人、そして二〇〇七年には三万人を越えた。これから十年後、二十年後には何百万人になるだろうか。

いのちは芸術だ

人類は太古のむかしから、生命という現象に神秘性をもっていた。そしてその生命は神のみが与えるものであり、神の存在なくして生命を支配することができないとされていた。

限られたいのちで愛を抱いている　藤川　良子

その神より与えられた生命に人間が「愛」を抱くことによって、いのちを創造することができるのだ。愛すること、これこそ神に代わって人間の心がつくりだした芸術なのだ。

いのちとやその重き日もかげろいぬ　時実　新子

明治時代に活躍した彫刻家・高村光太郎はいう。「生命を持たないものは芸術ではない。いのちを内に蔵さない作物は過去現在未来に亘って決して芸術であり得ない。その代わり、いのちを内にもつものは悉く芸術である」。生きていくための苦しみ、悲しみ、そして喜びは神から与えられたものではない。人間が創造したものなのだ。

あとがきはまだ書いていぬいのちの譜　斎藤　大雄

生きていく必須の条件　人間愛

人間は一人では生きることができない。人間愛がなければ生きていくことはできない。人嫌いになって一人山奥に籠もって生きぬいた例はない。何らかの人間同士の関わりあいがなければ生きていくことはできないのだ。そのなかで一番大切なのは人間愛だ。お互いの生命を尊重することだ。

両の手に捧げるものを愛という　　林　千代子

愛にはいろいろある。自己愛、没我愛、精神愛、心情愛……。そのなかで人間愛に結びつくのは没我愛と精神愛だ。没我愛とは「ひたすら対象の価値高揚にこころざすこと」だ。これを真の愛と呼ぶ人もいる。精神愛は「神への愛、真理への愛、人類愛、祖国愛、友情、親子愛など」だ。

どうしたら敵を愛せる仏の灯　　西島　○丸

また「愛」は三つに大別される。一は生存欲としての「有愛」。二は物欲・愛欲・名誉欲を総称した「欲愛」。三は生存を否定して死に憧れる「非有愛」だ。

土は老いず

人間にとって「土」は大地であり、母であり、故郷である。古代ペルシャ人は、最後の杯の酒は大地に注いで、やがて自分たちの永遠の生命を託す土を祝福する風習をもっていた。

故郷の土握れば母に似たぬくさ　堀野　お栄

土に手を当てると、だんだんと土の温みが伝わってくる。そして底知れぬ生命の躍動を覚える。それはきっと土のいのちの鼓動が伝わってくるからだ。そして土というものの素晴らしさ、尊厳、魔力といったものを感じるのだ。

大らかな愛を大地は持ち続け　磯部　南水

草や木や野菜を黙って育てる。文句など少しもいわない。誰かが種を落すと、良し悪しの差別なしに、すべてのエネルギーを費やして育てる。土こそ生命への魔術師なのだ。

一粒の種をもらさず土が抱き　佐藤　ヒサ

土だけは老いることを知らないのだ。

健康寿命

誰しも健康状態で生涯を終えたいと思うのは当然であろう。それでは健康とは何を指して言うのであろうか。身体に悪いところがなく心身すこやかなことを言うと国語辞典には書いてあるが、何を標準にするかは難しい。日常生活に支障のない身体と心身の持ち主を健康体というのであろう。

健康を逃さぬための万歩計　住友　常一

世界の医学用語のなかに「健康寿命」ということばがある。世界保健機関（WHO）が提唱している新しい指標で、人が健康に活動できる期間の平均を意味している。平均寿命から、病気や衰弱などで要介護となった期間（平均療養期間）を引き算した値で計算される。

健康ブーム情報溢れ惑わされ　串田トシ子

WHOの二〇〇二年の報告によると、日本人の健康寿命は、男性で71・4歳、女性で75・8歳で、ともに世界一という結果が出ている。

平均余命表

厚生労働省が毎年発表している「簡易生命表」なるものがある。二〇〇五年の日本人の平均寿命は、男性が78・53年、女性は85・49年に達した。二十年前には男性は74・54年、女性は80・18年だった。この間に男性の寿命はほぼ四年延び、女性は五年以上も延びた。

百までを生きる気骨の背をのばす　山本久美子

「簡易生命表」にともなって「平均余命表」というものがある。これは各年齢ごとの余命を表記したもので、老後を推測できるもの。二〇〇五年の表では六十五歳の人の余命は、男は18・11年。女は23・16年だ。そうすると男性の寿命は83・11年、女性は88・16年だ。一方でその歳になってからの余命表があるので、人間は百まで生きられることになる。それまで元気で働けということだ。

百までは生きよと神が背中押す　武田　一虎

これは不死ではなく、不老をいっているのだ。

寿命を迎える必然

人間の寿命は何歳かというと、一般には一二〇歳といわれている。最年長で亡くなった方が一二二歳であったため、人間は一二〇歳までは生きることが可能であることがわかった。しかし、医療の発達によってここ百年の間に平均寿命は三十年も延びている。しかし、人間の寿命が延びたのかというとそうではない。生命を維持する個体には限界があるからだ。

きりのない欲抱いているいのち　岡　ま津枝

人間を形成している細胞という個体、それを生む種としての寿命がすべて優先となっている。種は進化してさまざまな個体をつくりだし、生きながらえてきた。しかし子供を生んだ種は不用品となって排泄されなければならない。すなわち子供を生んだ種は寿命を迎えなければならない。そこに生命の原則がある。人間の幸せのためにだ。

神様に終着駅を聞いてみる　長井きの江

「寿」の「命」。なんと素晴らしい日本語だろう。

老いを受け止め、そして生きる

老いとは、老いるとは、いったい何を指していうのであろうか。単純に考えると生物が生まれ育ち、やがて盛りの時期が過ぎ、生命の消滅を迎えていくことではないだろうか。人が老いるということは自然の成り行きで、それは何も不思議でもなければ不可解でもない。生きていたからこそ老いを知ることができるのである。

ピカピカの老春だってあっていい　　尾籠　秋蝶

昨日！　とある者は嘆息する。明日！　と他の者は嘆息する。しかし、老境に達した者でなければ、今日！　という言葉の輝かしい、絶対的な、否定し得ない、かけがえのない意味を理解することはできない。（クローデル「日記」より）

人間には意識があり、精神があり、大脳新皮質がある。老い続ける時間をどのように受けとめ、いかに生きるかが人間の証なのだ。

老人と老年

老人と老年とはあきらかに違う。老人は老いた人で、若くとも老人になる人がいる。老年は人生の過程で、幼年の次には少年があり、少年の行く手には青年がある。そして青年の前途には壮年の世界が開けてくる。その上、熟年という旬の人生というのにバトンタッチされる。そして最後に残るのは老年だ。残念ながらその次がないのが老年だ。

老春のまっ最中の恋してる　　中村　弘

しかし、老年は幼年・少年・青年・壮年・熟年よりも長い期間がある。ときにはこの長い期間に飽き飽きすることもあるが、人生のなかで特別の領域なので有意義に過ごさなければならない。すなわち老年の中に老春があるのだ。

いつからを晩年という縄電車　　吉富テイ子

晩年とは一生の終わりの時期だ。終わりとは死だ。その死を見つめて生きていくのが老年だ。死の淵にいかに長く立っていられるかが老年期の生なのだ。

老いの嘆き

「四苦八苦」という仏語がある。人生は苦であるという釈迦の教えだ。すなわち四苦とは生の苦、病の苦、老の苦、死の苦をいう。八苦とは、この四つの苦に愛別離苦、怨憎会苦、求不得苦、五蘊盛苦を加えたものだ。

そのなかでも生きながら避けることのできない「老」の苦しみがある。

落葉舞う老いのこころに添う如く　早良　葉

「老」という一字に、嘆きが含まれている。それは「死」への結びつきの嘆きではない。「生」への結びつきの嘆きだ。ひそかに容色や肉体や頭脳の衰えを感じてくる。この切なさを、どうしようもない悲しみを、なんとか逃れようと安らぎを求めているのだ。

老眼鏡磨いてさがす愛さがす　山田すみ子

貝原益軒はいう。「老後は、若きときより月日の早きこと十倍なれば、一日を十日とし、十日を百日とし、一月を一年とし、あだに日を暮らすべからず」。

老いの苦しみ

老い。なんという悲しいことばであろう。子供が成長して一人前になっていく。このときすでに老いが始まっているのだ。そして老いは、ひそかに容色や肉体や頭脳を衰えさせていくのだ。そこには衰退の人生しか残っていない。若き日は二度と戻ってこないのだ。

老いてゆく事へ素直に石となる　　　千場　良一

老人、それは死の近くに棲むみじめな人間なのだ。しかも人間はかならず、このみじめさを体験しなければならないのだ。

千場良一は九十三歳だ。老いてゆくみじめさを嫌というほど体験して来た。人間にとって不老不死ということはありえないことを知った。そして悩み多い人間でいることをやめたのだ。これからは自分が石となって人間を見つめることにしたのだ。

長生きの証と眉もほめられる　　　水川　竹刀

老いるとは生きていることだ。生きている証が老いなのだ。

老いのパスポート

若者と和す老人に歳はない

今川　芳生

老人とか老年とか老齢とは何歳からを指しているのであろうか。「老いる」という言葉は、どの年齢にふさわしいのであろうか。これほどあいまいで個人差のある見方はない。

法律などで高齢者と呼ばれるのは六十五歳以上を指している。地域によって違うところもあるが、一般に六十五歳になると敬老手帳が配布される。公共施設などが無料になったり、割引になったりする特権を与えられる。しかし、現代では六十五歳の人で、自らを老人と認識している人は少ない。

高齢社会白書によると六十五歳から七十四歳までを前期高齢者、七十五歳以上を後期高齢者と呼んでいる。しかし、現代精神社会では七十九歳では「老いのパスポート」はおりないのだ。八十歳になって初めて老いの国へ行けるパスポートがおりるのだ。

老いの国を楽しむ

老いの国へ行けるパスポートは八十歳からでなければならない。それは人生のなかでもっとも危険な年齢である七十五歳から七十九歳を経なければ八十歳にはなれないのだ。その危険な谷間を通過することで「老いの国」へ行くことが出来るのだ。あとは九十歳へむかって意義のある人生を送り、その後は百歳まで飄々と人生を送るのだ。

八十になって死ぬのがいやになり　　佐々木　信

私の川柳仲間である女性の句だ。明治二十四年生まれだから生きていたら百十歳になる。八十六歳のときに幽冥境を異にしたのだが、八十歳のときに吐き出した句だ。「老人の国」へ行くパスポートを手にしたときの実感句だ。

老女にも歌ありきはないちもんめ　　長宗　白鬼

昔は「老いの国」の人口は少なかった。だが現在の女性の平均寿命は約八十六歳だ。百歳までの十四年の歳月を楽しんで欲しい。

老いない知恵

長生きしたいというのが人間の願望だ。しかし、どうしたら長生きできるかが問題だ。ストレスから逃れ、のんびりと余生を過ごすのが長生きに繋がるのかというとそうでもないらしい。

遊んでて別のストレス溜めてくる　吉田　弘一

ローマの哲学者キケロは「老年について」と題して、人間が老いる四つの理由をあげている。第一に、公的な仕事から遠ざかるから、第二に、肉体を弱くするから、第三に、ほとんどすべての快楽を奪い去るから、第四に、死から遠く離れていないから。

この四つの現実を否定することによって老いを防ぎ長寿に繋ぐことができるのではないか。

百までは若くいたいとスクワット　小山　和子

第一に、何事も引退をしないこと、第二に、常に体を鍛えること、第三に、常に恋をすること、第四に、寿命を百歳におくこと。この四つを心がけることで百歳説をまっとうすることができるのだ。

第三の人生

日野原重明が理事長を務める財団法人ライフプランニングセンターがある。そこに「新老人の会」がある。そこでは国連が決めた老人の定義「六十五歳以上」を改め、七十五歳以上を老人と呼び「第三の人生」としている。そして三つのスローガンを挙げている。その①は愛すること。②は創めること。③は耐えることだ。

死ぬほどに人を愛して死にたいね　　天広　朱美

①は、人間の生きる原動力となるもの。②は、やったことのないことを創めること。③は、たとえば経済的に破綻したり、愛するものの死にたいして、しっかりと耐えること。

忍従の石をこころに積んでおく　　田中　南桑

体に何か病気や欠陥があっても、上を向いて歩こうとする精神が大事。それが積極的な行動につながり、活力がますます湧き出て、健康感と生きがいをを感じることで幸福感をもつことが可能となる。

百歳の書庫に詰まっているもの

歳をとるということはゆるい階段を少しずつ下りていくことだ。振り返るとみな同じように降りてくるし、前を見るとまた同じように降りている。これはどうすることもできない人生の階段なのであろうか。

人生のゲームに答えなどいらぬ　川澄　博

人間はみな一様に老化していくものではない。歳をとるにしたがって老化にも差がついてくる。すなわち老人と老化は違うのだ。マイナス面をいうならば確かに老人はみな一様なのだが、人は歳を取ることによって個性的になってくる。老人にはそれぞれの幸せがあり、悲しみがある。歳をとるということは個人差が広がっていくことなのだ。

百歳翁書庫に人生詰めてある　佐々木富美子

百歳の書庫には、夢をもつこと、勇気と冒険をもつこと、目を輝かせること、感動すること、子供のような好奇心をもつこと、胸をときめかすこと、挑戦する喜びをもつことが詰まっている。

「敬老」か「軽老」か

九月十五日は「敬老の日」である。この言葉が象徴するように老人は家庭的にも社会的にも尊敬され、大切にされてきた。ところがいつの頃からか「老」という存在が軽んじられるようになり、「軽老社会」になってしまった。しかしここで社会や若い人たちを糾弾したり、彼らに期待したりしていても埒はあかない。老いとしての自立した人生を目指さなければならない。

敬老の日以外は軽くほっとかれ　　北島　志郎

そのためには老いて楽しむことが大切だ。まず第一に趣味を持つこと。その次はストレスや病気とうまく付き合うことだ。さらには老いることのプラス面を大切にすることだ。

迷惑をかけぬ老人力の自負　　上堀　松美

老人力とは若い頃に比べてさまざまな経験を積み、精神的な厚みを増しているからこそ出てくるもの。肉体的には衰えても人間として成長している。人に対する思いやりや慈しみの心をもつことができる。これが老人力なのだ。

年金考

老人にとって年金ほどありがたいものはない。しかし、この年金制度という仕組みをどれだけ知っているかというと疑問だ。毎月受け取る年金を信じて生活設計を立てているのが現実だ。

年金が入ると一寸愚痴が消え　青木須寿子

年金とは、老齢とか廃疾とか生計中心者の死亡といった長期的事故に際して、年金による所得保障を行うことによって国民が貧乏に陥ることを未然に防止するための制度である。

年金は孫六人に足が生え　濱野　靖子

美しい国ニッポンの現在は、税金が上って、年金が下がるというのが現実だ。その理由の一つに、老齢人口が増加して生産人口に対する比重が増えていることがある。

昔の人はうまいことを言った。お金のことを「おあし」といって、同じところにとどまっていない。みんな孫のところに行ってしまったのだ。

長寿国ニッポンの福祉

高齢者にとって大切なのは福祉国日本だ。それではいったい福祉とは何を指していうのであろうか。言葉だけは耳にするがいったい誰がつかさどっているのであろうか。福祉を国語辞典で引いてみると「幸福。公的扶助やサービスによる生活の安定、充足」とある。

細々と福祉に頼る老いの明日　小原　金吾

幸福をつかさどっているのが社会福祉事業だ。その対象としてあげているのは、生活上の障害で、具体的には貧窮、無知、疾病、犯罪、道徳的堕落だ。なかでも貧窮、すなわち要救護的貧窮状態だ。そのなかでの老人福祉対策が問題だ。

寿命延び福祉はちぢみ老い哀れ　鈴木　南水

まだまだ日本では老人福祉対策が遅れている。一般世帯との生活格差がある。長寿国日本にふさわしい高齢者に対する生活保護の充実を実施してくれなければ長寿国日本とは言い得ないのではないか。

幸福は身近なところに

長寿の秘訣のなかで大切なことは「家庭の幸福」だ。幸福は身近なところにあることを忘れてはいけない。貝原益軒は家庭の幸福について次のようにいっている。
「老人は、体力、気力ともに衰え、胃腸も弱くなっている。子供を養うのと同様に、常に心配りをしてやらなくてはいけない。飲食の好き嫌いを尋ね、室内は温度を保ち、清潔にし、風雨を防ぎ、冬は暖かく、夏は涼しく、風寒暑湿の外邪をよく防いで、外邪に冒されないようにする。そしていつも心を安楽に保てるようにする」

三代を生きるドラマを温める　長井きの江

家庭の幸福は、家庭のなかで親から子へ、そのまた子供たちへ受け継がれることが大切だ。それは家族に対する慈しみと敬愛が暖かい家庭をつくる根源であることを忘れてはいけない。

破ってはならぬ家族の一枚絵　小澤詩津子

家族が揃って食卓を囲む。この一枚の絵が幸福の証だ。

不良老人のススメ

老人になって見落とされがちなのはセックスのことだ。人間というものは生きている限りセックスとは縁を切ることはできない。齢をとり性的な能力が衰えたからといって性生活が終わりと錯覚してはいけない。人間、灰になるまで性的欲求はある。ある性科学者の報告によれば「男女とも八〇歳をすぎてもなお、満足のいく性生活を楽しむ能力がある」とのことだ。

記念日はホテルで客になる夫婦　末元　豊子

齢を重ねても、性的欲求という色気は衰えるものではない。高齢者の性行動は単なる性行動だけではないことを知る必要がある。それをお互いに理解し合い幸福な性生活を味わう必要がある。

あの出会いそれぞれ夫婦しています　出町　庸一

百歳にもなると伴侶を失うことも多い。そのときに孤独となってうつ病になってはいけない。不良老年になって大いに男女交際を楽しむべきだ。

趣味で味わう感動

長寿を楽しむには趣味を持つことだ。自分なりの趣味を一人で楽しむのもいいが、趣味でつながる友人、ライバルを持つのもいい。趣味でつながった人間関係は長寿のための財産だ。

百歳の夢をきたえる五七五　　庄司　淡泉

貝原益軒はいう。「およそ人の心には、天地よりもらった至高の和の元気がある。これが人の生きている理である。草木の生長してやまぬように、つねにわが心には天機が生きてやわらぎよろこぶ勢力の絶えないものがある。これを名づけて楽しみという。これは人の心の生理であるから、同時に仁の理である。賢者だけにこの楽しみがあるのではない。すべての人に楽しみがある。しかし学ばなければこの楽しみのあることを知らない」。

詩に歌に心豊かに炎える日々　　清川眞喜子

豊かな人生を送るには、趣味で味わう感動を楽しまなければならない。百歳まで感動を持ち続けるには趣味を持たなければいけない。そのなかでも「うたの心」が大切だ。

ユーモアとともに生きる

笑いのない人生は、無味乾燥で楽しくも面白くもない。笑うということは脳を活性化するので老化の防止にうってつけだ。イライラしたり、カッカとなる人は動脈硬化を起こしやすいといわれている。それは体内の機能をコントロールする自律神経の交感神経が反応して、ノルアドレナリンというホルモンが体内に放出されるからだ。

盛運に乗っているからよく笑い　重谷　峰越

また、腎臓の上にある副腎からはアドレナリンが放出され、血液をドロドロにして動脈硬化を起こす原因になる。つまり笑いのない生活は、心も体にもよくないのだ。

喜びをかくせぬ笑いふっと出る　柿本　辰水

笑いを作るジョークには社会的常識や教養が必要になる。つまり、脳を活性化するユーモア溢れるジョークには、普段からのトレーニングが必要だ。楽しく健康な人生を送るにはユーモアが必須条件だ。

孤の世界

人間にとって孤独ほど辛いものはない。ドイツの詩人ゲオルゲは「孤独はこの世でいちばん恐ろしい苦しみだ。どんなに激しい恐怖にも、耐えられるが、孤独は死に等しい」といっている。

寄せ鍋へ夢を煮詰める箸ひとり　　早川ふみ子

ドイツの詩人リケルは「孤独で生きよ！　これは言うにはたやすい言葉だが、じっさいにやってみるには、きわめてむずかしい――ほとんどかぎりなくむずかしいことなのだ」という。

この句の「箸ひとり」は孤独を伝えている。子どもたちが巣立ち、夫に先立たれ、独りで食する夕餉膳の虚しさを語っている。その膳には「寄せ鍋」が乗っている。みんなで夢を語り合い、箸をからませあった寄せ鍋だ。心と心が融合し合える相手がそばにいないほど淋しいことはない。

孤独地蔵花ちりぬるを手に受けず　　川上三太郎

人間の行き着くところは孤の世界なのだ。

孤独への対抗手段

老人の最強の敵、孤独。この孤独はうつ病を誘い快老生活を駄目にしてしまう。これに対抗するためには趣味をもたなければならない。趣味仲間は孤独を救ってくれる。また仕事とは別の人間関係をつくることができる。そしてこの趣味仲間は一生続く人間関係なのだ。よって孤独から逃れることができるし、うつ病からも逃れることができる。

仮面脱ぐわたしに孤独つきまとい　　加賀爪綾子

このように人間関係は老人にとっては何よりも大切なことなので積極的にならなければならない。人間関係というものはなんらかの絆があってこそ生まれる。その点、趣味仲間は自分の好きなことを楽しみながら同好の士の絆を強く広げることができる。この絆を大切にしなければならない。しかし、究極の人間関係は家族、その中でも夫婦だ。快老生活の根源を探っていくと良好な夫婦関係にある。

老妻を敵に回した日の孤独　　比良井荒助

子供っぽい夫婦

人生百歳説を唱えると子供が独立してから約半世紀にもわたる長い夫婦だけの生活が待ち受けている。高齢社会はまさに「夫婦の時代」ということになる。夫婦はお互いにいいところも悪いところも知りつくしている。できれば共通の生きがいを見つけることが、夫婦二人きりのセカンドライフということになる。

老夫婦ほのぼのとした庇い合い　野田　清子

夫婦生活も長くなってくると、どんなに寛容と思いやりがあってもギクシャクとすることもある。そんなときに有効なのが、夫婦の間だけに通用するユーモア感覚のある会話やしゃれたジョークだ。これが夫婦関係の潤滑油になる。

顔までも似てきて夫婦かばいあう　田中　新一

夫婦間のジョークは、お互いが相手に対して素直な気持ちでいなければならない。そして、少しだけ子供っぽい気持ちでいなければならない。

介護の掌

人間百歳まで元気で働けるなら、これに越したことはない。しかし、いつ認知症になるか、寝たきりになるか、神も仏も医者も知るところではなく、それに対する備えが必要だ。

百歳を目指してばあちゃん跳び歩き　　石井　悦子

日本には老人を保護する「介護法」という法律がある。「六十五歳以上の方で、寝たきりや痴ほうなどにより、入浴・排せつ・食事などの日常の生活動作について、常に介護が必要な状態と認定された方や、家事や身支度などの日常生活に支援が必要な状態と認定された方は、介護保険のサービスを利用することができます」とある。

爪切って嫁のやさしい介護の掌　　平向　玲子

家族がみんなで介護してあげられれば介護保険などなくともいい。またポックリ死など考えなくとも幸せな一生を終えることができるのだ。しかし、嫁姑の仲は理屈では割り切れないものがあるのだ。

「別れ」の苦

人間にとって悲しいものに「別れ」がある。仏教でも「愛別離苦」といって、愛する者と別れる苦しみは避けることができない人間的苦悩として説いている。生に始まり死に終るまでの間に人間が遭遇するさまざまな苦しみの一つとしてあげている。

人はみな旅人別れくりかえす　山口　貞美

未来ほど不確かなことはない。しかし、死ぬことだけは確実にやってくる。それが明日なのか、三十年後なのかは誰も知らない。そのため死を意識的に避け、いつまでも命があるように振舞っている。しかし、すべての人に別れがやってくることだけは確かだ。

会者定離また会おうねとそれっきり　本多　和子

別れには送別、離別、死別がある。みな悲しい別れだ。生者必滅、会者定離という人間の無常感をどうすることもできない。しかし、亡き人はいつまでも遺された人の心の中で生き続けているのだ。

生きている時間

人間百歳説を唱えてもかならず訪れる死。人間にとって絶対に避けることの出来ないのが死なのだ。そして死の苦悩から人間は解放されることはない。これだけは百パーセントの確率で、例外はない。だから生きている時間を大切にしなければいけないというのが百歳説なのだ。

死にびとの思いびっしりさくらさく　浜本　美茶

西行法師に「吹く風の花を散らすと見る夢は醒めても胸のさわぐなりけり」という歌がある。花の散るのは風のせいではない、風が吹いても吹かなくても花は散るのだ。そんな道理はよくわかっていても「胸さわぐ」のが人間なのだ。いくら悟っていても、胸さわぐ心情を失っては人間失格だ。

どれほどの覚悟ができる父の死よ　前田芙巳代

別れのなかで死別ほど悲しいことはない。しかし人間はこの死別を避けることができないのだ。だから生きている時間を大切にするのだ。

死の追体験

死とは人間、動物、植物などの、ありとあらゆるものの、さらにまた、愛情、結婚、平和、時代などの、いきいきとした生活のあらゆるものへの、すべてに終止符を打つことである。

天寿だと勝手に決めて野辺おくり　　永友　淳子

死と言うものは意識するとしないとにかかわらず忍びよってくるもの。人類の歴史にとって避けることのできない絶対権力者だ。

自然死を望む言葉に嘘はない　　定成希代司

人間は、自らの死を体験することはできない。認識できる死とは、すべて他者の死だ。この死を意識し、問題にし、語り合えることは人間であるという証拠だ。なぜなら人間以外の動物は、死の恐怖にさいなまれ、不安の状態に置かれることがないからである。

人間は死を意識したとき初めて、現実の生き方を計画し、よりよい生き方を模索するのである。

生へのロマン

いったい「死」とは何なのだろうか。梅原猛は『地獄の思想』において、「死とは人間、動物、植物などの、ありとあらゆるもの、すべての終止符であることを意味している」といっている。

　ぼうふらの眼にぼうふらが死んで行く　　定金　冬二

毎日のように救急車が走り、霊柩車が通り、火葬場が込み合っている。これを一つひとつ悲しみ、嘆き、おののいているかというと、無意識のうちにやり過ごしている。まさに「ぼうふら」が生まれ、死んでいくようにだ。

　ふるい落としてふるい落として死ねぬ彩　　前田芙巳代

「死」というロマンは芸術家にとって永遠のテーマだ。死を語り、作品化することによって、生命力を甦らせ、新しいエネルギーとしての働きを引き起こしている。そこで自分を知り、また生存を認め、生へのロマンを高めようとしているのだ。そしていろいろな眼で「死」を見つめているのだ。

死とは現在進行形

老いるということはどこかに到達することではない。延々と老い続けることだ。老い続けるということは生き続けることだ。したがって瞬間瞬間を大切にすることだ。その瞬間瞬間が若いときとは違うのは過去の瞬間の堆積の上に立っているからだ。

朝市で老女の話買ってくる　永井　玲子

老いの一瞬は若い日に比べて豊かなものだ。人間の生にとって、大きく、広く、深く素晴らしい。これが老いへの贈りものなのだ。これは老いを拒絶するものではなく、まことの老人となること。きれいな年寄りにつながるのである。

老いは過去からの連続で、完了したものではない。老いは過去と切断された時間ではない。現在進行形の時間だ。死がいつ訪れるかはそのときまで本人もわからない。この現在進行形が永遠に続くものではないが、現在進行形のまま人はいなくなるのだ。

ピンピンコロリと

寿命が延びてもいつかは死を待たなければならないのが人間だ。できることなら「ピンピンコロリ」とおさらばしたいものだ。すなわち百歳までピンピンと生きて、ある日、眠るが如くコロリと天寿を全うしたい。これが人間としての理想的な生き方であり、死に方だ。

百歳の生きざま学ぶものがあり　松井智恵子

ピンピンコロリは自分も家族も楽だ。医療費は使わない。日本のためにも最高だ。しかし、それには肉体の若さを保つことが必要だ。それに心も健康でなければならない。

長命と長寿は違う考える　田中　英子

ピンピンコロリの人生を歩むには運動不足や睡眠不足は駄目だし、偏った食生活も駄目だ。苛烈なストレスなどが引き起こす生活習慣病は避けなければならない。孤独によるうつ病になってはいけない。これが黄金の人生を送るための秘訣だ。

一切を空と悟ればもう米寿　梶本　放亭

極楽浄土へ

人間は死したのち、何処へ行くのかといえば「極楽」にいかなければならない。その極楽とはどんなところかと言われてもまだ行ってきた人はいない。それを「阿弥陀経」では教えている。

人は皆極楽行きを信じてる　加藤　花苑

極楽とは「これより西方十万億土の仏土を過ぎて世界あり、名づけて極楽という。その土に仏あり阿弥陀仏と号す。…その国の衆生は、もろもろの苦あることなく、ただもろもろの楽しみを受く、故に極楽と名づく」と説いている。

悩みなくこれぞ極楽日々楽し　佐竹　敏子

極楽浄土の天には音楽が奏でられ、昼夜六時には曼荼羅華が雨降り、孔雀、鸚鵡などの鳥が和雅の音をだして飛び交う。これらはことごとく仏事を行うことだ。すなわち仏を念じ、法を念じ、僧を念じることが極楽をさしているのだ。

極楽の音晩酌で鳴らす喉　西田　天籟

身近な地獄

地獄というとすぐに極楽とつながってしまうが、地獄と極楽はまったく別の考えから生まれたものだ。しかも地獄は極楽よりも広く、人間に近い存在にある。

地獄は、仏教では六道の一つとして、人間の生きる世界に属している。すなわち地獄、餓鬼、畜生、修羅、人間、天、これが六道の名である。

六道の辻で聖女の面を購う　岡崎たけ子

地獄とは、この世に罪障ある者が死後にいく世界と仏教では言っている。それは地下にある牢獄と考えて地獄と名づけた。それには八熱地獄、八寒地獄がある。

地獄とやこの世にあるを知らされる　河野　静子

釈迦は地獄の思想についてこう語る。人生は苦である。その苦は愛別離苦、怨憎会苦、求不得苦である。金が欲しい。女が欲しい。名誉が欲しい。この欲望が苦悩の原因となって、地獄へと近づく。そうであれば人間すべてが地獄へ落ちていかなければならない。

chapter 02

百歳の体を考える

一つの細胞から始まる老化

「老化」という人間にとって、免れることのできない言葉がある。人体には心臓、肝臓、腎臓などさまざまな臓器があるが、それらはどれも、細胞という基本構造が組み合わさってできている。その細胞の老化が、臓器の老化を引き起こし、全身の老化を引き起こすのだ。

身のうちにあちこち枯れる音がする　　池田香珠夫

老化とは人間にある六〇兆個という細胞の機能が低下したり、数が減ったりすることだ。しかし、人間にはダメージを回復する「自己修復機能」がある。その機能があるにもかかわらず老化が起きるのはうまく働かなくなったためだ。正確には「自己修復機能」と「新しい細胞を生み出す機能」が低下したためである。

わが影につまずき老いを自嘲する　　乾　ふたよ

一部の細胞機能が老化し、それが引き金となって体全体の老化を引き起こすのだ。老化は一つの細胞から始まることを知らなければならない。

「生きている」から「生きていく」へ

だんだん歳をとっていくと「物忘れ」や「人の名前や漢字がでてこない」ことが多くなってくる。このように記憶力の衰えを仕方ないと諦めてしまうと、脳細胞が年齢とともに減少していくだけになってしまう。しかし最近、脳を使うことによって脳細胞が再生することが判ってきたのだ。

服ばかり替えず頭も変えなさい　　松下いつ子

人間が「生きている」だけの存在であれば、こころは必要ない。「生きている」という生命現象が、「生きていく」という能動的・積極的な生命現象になるためには大脳の半球が必要となる。すなわち脳梁という神経の束によって右脳と左脳とを相互に連結させていくのだ。そして「生きている」『たくましく生きている』『上手に生きている』『よく生きている』に分類されていくのだ。

その中でも前頭葉の新皮質からは人間特有のこころが生み出されていくのだ。この部分は不老なのだ。

痴呆を避ける

百歳の人生設計を組む中で心配なのはボケ症状だ。すなわち「老人期の痴呆」だ。痴呆とは知能の働きが低下した状態のこと。物忘れがひどくなったり、記憶力が悪くなったりして、正常な社会生活を営むことが困難になることだ。

年をとったからといって、誰しもがボケ状態になるとは限らない。多少、物忘れがひどくなる症状は老人であれば皆同じだ。しかし、少し前に食べた食事をすぐ忘れたり、肉親の顔の区別がつかなくなったら重症だ。そうなると自立した生活が困難になってくる。

記憶の糸がぷっつり切れている握手　古谷　清

この呆け症状を防ぐには頭をしっかりと使うことだ。それにはテレビ漬けにならないこと、パソコンと対面する時間を少なくすること、多くの人と会うようにすること。すなわち何か打ち込むことを見つけることだ。

背番号だけはくわしいテレビぼけ　石橋　陸朗

「認知症」と「物忘れ」

ばったりと友人と会い、ふと名前を思い出せないことがある。また対話しているときに映画の題名を忘れてしまい会話が途切れることがある。こんなときに「ボケ」たかなと思うのは私ばかりではないだろう。そのとき「認知症」なのかと不安に襲われる。単なる物忘れならいいがアルツハイマー型認知症かもしれないと思うのは当然だ。

父はめがね母は鋏をまたさがし　奥　昭二

「認知症」と「物忘れ」とでは大きく違う。認知症は「食事をしたことを忘れる」「結婚式に出たことを忘れる」などすべてを忘れること。物忘れは「食事をしたが何を食べたかを忘れる」「結婚式には出たが誰と一緒だったかを忘れる」などの違いがある。

人いつか忘れるための日を重ね　岡田　恵方

認知症の予防には知的刺激、社会的刺激、身体的刺激が必要だ。それには体をよく動かすこと、頭を使うこと、何事にも好奇心を持つことが大事だ。

神経細胞を再生する

加齢にともなって皮膚のシワが増えて深くなっていくように、脳も歳をとるにしたがって少しずつ萎縮し、シワが増えていく。萎縮にともなって脳の重さも変化していく。九十歳の脳は六十歳の脳に比較して五～七％程度軽くなるといわれている。

どのくらい錆びたか開けてみたい脳　　中村　範子

脳がなぜ萎縮するのか、その原因の一つに神経細胞の減少がある。つまり、神経細胞が加齢や疾病によって破壊され、脱落することによって脳が萎縮するのだ。その結果、記憶力や運動能力が低下する。これらを司っている部分に「海馬」がある。海馬は新たな記憶を獲得するために、新しい神経細胞によって新しい記憶を蓄積し、古い記憶を消去している。

脳細胞へ食べさす本を買ってくる　　徳田かず子

スーパー長寿の人たちはくよくよ考えない楽天的な人が多い。それは脳の中でどんどん神経細胞を再生させ、いやなことを忘れるからだ。

記憶と海馬

かつての脳科学では大脳の細胞は年を経るごとに減少する一方だといわれてきた。しかし、最近の研究で、大脳の海馬で神経細胞が再生することが明らかにされた。海馬とは脳の中で記憶をつかさどる部分だ。その神経細胞を活性化させるのが不飽和脂肪酸のＤＨＡだ。マグロやカツオに多く含まれている。

脳からの指令つまづきながら来る　　石倉　須磨

大脳からの命令はできるだけ守るようにしなければいけない。行動に移すことが次の命令を呼ぶことにつながる。

思考力失せる右脳から左脳　　谷口　光穂

海馬の研究が進んで、神経細胞に新しい記憶を蓄積するよりも、古い不必要な記憶を消すのに一役買っている可能性があることがわかってきた。増えた神経細胞は海馬で、新しい記憶を一時的に蓄積し、消すべき記憶と交換し、記憶を常にリフレッシュしていることのようだ。

老化は感情から

精神科医の和田秀樹は人は「感情」から老化することを説いている。人間の老化は、「知力」「体力」より、まず「感情」から老化が始まるとのこと。記憶力の衰えを気にする人が多いが、知能、知性は高齢になってもさほど衰えることはない。正常歩行能力は思った以上に維持されている。それよりも感情のコントロールが利かなくなることだ。

ののしって吠えて失うものばかり　杉原　正吉

怒り出したらずっと怒っているといった、感情のコントロールや切り替えが出来なくなることによって、自発的な意欲が失われていく。これが「感情の老化」だ。これを放っておくと、身体も脳も見た目も、すべてが加速度的に老化してしまう。

受話器置きそれから怒りこみあげる　米倉　妙子

加齢の防御には「健康」「脳の機能」「見た目」の三つがあげられるが、もっとも大事なのは「感情の老化」を防ぐことだと和田秀樹精神科医は言う。

前頭葉の老化を避ける

「感情の老化」について続けよう。これには三大原因があることを和田秀樹精神科師は指摘している。

その一は前頭葉の老化だ。人間の大脳には感情を司る前頭葉、記憶聴覚を司る側頭葉、空間認識を司る頭頂葉、視覚を司る後頭葉がある。この前頭葉には思考や意欲、感情、性格、理性といった人間らしく幸せに楽しく暮らすためのエッセンスが詰まっている。

信じきる幸せがある葱きざむ　　青木ひかり

この前頭葉の老化を防ぐには前頭葉を使い続けることだ。日常の生活をアクティブに行動することだ。使わないと老化するのは肉体も感情も同じことだ。放って置くと感情の衰えは早く進む。それだけに感情面を刺激する生活をつづけることが必要だ。

美しきものうつくしく見える幸　　川田　帆明

ちなみに残り二つは、動脈硬化に注意することとセロトニンの減少を避けることだ。

精神安定のセロトニン

人間の感情を退化させる要因の一つにセロトニンという神経伝達物質の減少がある。セロトニンの作用は、ほかの精神伝達物質であるドーパミン（喜びや快楽）や、ノルアドレナリン（恐れ、驚き）などの情報をコントロールして、精神を安定させることにある。

感動がさめてひとりの白い席　　原田　都子

脳内のセロトニンが不足すると、一般的にはうつ病になる。若い人でも、セロトニンが一時的に減って、うつ病の症状が出ることがある。うつ病に至らないまでも、意欲低下、イライラ、体中がどこかしら痛いなどと訴えたり、さまざまな不調を感じるようになる。これも感情の老化現象の一つなのだ。

意地捨てる日もあり老いたなと思う　　木村三雷波

セロトニンの原料は、肉類に含まれるトリプトファンというアミノ酸だ。年をとったら粗食がいいといわれるが、食生活にはある程度の肉類は欠かせない。

シナプスの減少

誰でも高齢になると脳の機能が低下していく。この脳の衰えは、脳の機能を担う一四〇〇億個の神経細胞が減っていくことが原因だ。しかし、正常に老化をしている人の脳では、神経細胞の減少がそれほどではないこともわかった。さらに脳は一つの機能に対して必要以上の予備的な仕組みを持っているため、老化に伴って神経細胞が低下しても、機能の低下が起りにくくなっていることもわかった。

脳細胞居留守使って応えない　日野　真砂

それではなぜ高齢になると脳の機能の低下が見られるのか。それは神経細胞どうしを結ぶシナプスの数が減っていくからだ。健康な高齢者の脳では神経細胞自体の数はそれほど減少しないが、シナプスの数が減少している。

無風地帯に甘んじ右脳錆びてくる　砂山　澄恵

脳は、神経細胞間で情報を伝達するので、シナプスの数の増減が脳の機能を左右するのだ。

アルツハイマー病

健康で順調に加齢していっても、いつアルツハイマー性脳障害を発症するかは誰も知るよしもない。アルツハイマー性脳障害は、アミロイドβと呼ばれ、細胞に毒性を示すタンパク質が、脳内に蓄積するのが原因だ。これは細胞の入れ替わりが少なく、再生能力に乏しい脳において特徴的な病気とされている。

ボクの脳いかほどですかバーコード　安藤　哲郎

アミロイドβは病気ではない人の脳内にもある程度は存在している。その生産と分解とのバランスが崩れると脳内に蓄積して、脳細胞に毒性を示すことになる。そして加齢とともに徐々に蓄積して、脳内で毒性を示し、アルツハイマー性脳障害を発症してしまう。

物忘れ時間がかせぐ脳の中　柳原　保子

アルツハイマー性脳障害の発症のメカニズムが明らかになるに従って、治る病気と考えられるようになってきた。そうなると予防法も考案されるだろう。

骨折に注意

老人にとってもっとも注意しなければならないのは転ぶことだ。転んで骨折すれば入院となり、それが認知症のきっかけとなる。転ぶのは意外なことに夜明けが多い。寝室からトイレまでの短い距離だが、目が覚めぬまま、暗く狭いところを歩くので、躓き転び、骨折につながる。

自慢しようか歳より若い骨密度　木村伊公子

特に危険なのは階段だ。自分では普通に足を上げているつもりでも、床からほとんど上っていなかったために転ぶことがある。これは太ももの筋力が落ちて、股関節筋が硬くなった証拠だ。

百という未知の世界へ竹を踏む　加藤　三笑

食事では骨の主成分であるカルシウムだけでなく、カルシウムの吸収を助けるビタミンDや骨の形成に関わるビタミンK、タンパク質などバランスよく摂取することが必要だ。

褒めことばばかりで骨がもろくなる　西村のぶこ

ウォーキングやジョキングなども不可欠。骨に適度の体重負荷をかけ、細胞を活性化させよう。

骨の一生

人間のからだには、およそ二百個の骨がある。その骨はそれぞれの役割をもっている。筋肉とともにからだの各部の運動にたずさわっている骨。骨柱や足の骨のように身体を支えているもの。頭蓋骨のように組織・器官を保護しているもの。骨髄で血液をつくる働きをしているもの。血液中のカルシウムの濃度を保つ働きをしているものなど、人間の成長に大きな役割をはたしているばかりでなく、生命の維持に欠くことのできないものである。

　炎え尽きた骨の白さが目に痛い　　河野　麗花

骨は胎児では妊娠約七週以降から発生する。そして生まれてから成長が止まる十八歳前後まで、骨は次第に長く、太くなっていく。

　他人にはなれぬ男の骨拾う　　高橋　貴久

「骨まで愛して」という夫婦。それが舎利になったとき、誰が骨を拾ってあげるのだ。最後の最後まで骨というものからはしがらみを外すことができないのだ。

骨の老化

骨には破骨細胞と骨芽細胞というのがあって、若くて健康なときは、バランスが保たれている。このバランスが崩れると、破骨細胞の働きが活発になって骨がスカスカになる。これが骨粗鬆症という症状になる。骨粗鬆症は骨の細胞が減り、働きも弱ってくる。そのため骨折するとなかなか治らない。寝たきりになることもある。

無理をした父の肋がもろくなる　福一　静代

骨の老化を予防するには、骨の形成を促進させることが有効だ。それには骨芽細胞の働きを高めることだ。運動によって刺激するのも大切。また、日光浴によって体内で作られるビタミンDが良い効果を招く。

病院で骨の密度を賞められる　川原　秀子

また、骨の三〇％はコラーゲンなどの有機物で形成されているので、このコラーゲンが関与しているのではないかといわれている。そのためにはビタミンCが必要になってくる。

生きるための足

人間は足腰から老いていくといわれている。それは人間のみが二足の動物だからだ。足はなによりも大切。足の病気や怪我を治してくれる神仏は全国いたるところでまつられている。

土の機嫌はちゃんと知ってる足の裏　玉田　功

江戸時代の養生法では足裏を「湧泉の穴」といって大切にしていた。貝原益軒は「養生訓」で、「一手にて足の心をなでさせる事、久しくすべし。此の如くして足心熱せば、両手を用ひて、両足の指をうごかすべし」と説いている。最近は東洋医学ブームのせいか、足の裏のツボをおす健康法がはやっている。

働けるしあわせ足の裏を拭く　瓢　呑舟

足を強く美しくするには、なにもエステとやらに大金を投じたりフィットネスクラブで器具と向かい合うことはない。まず背筋を伸ばして歩くことだ。昔は生きることは歩くことであった。

直立した動物の原罪　ぎっくり腰

年齢とともに「ぎっくり腰」に悩む人が多くなってきた。「ぎっくり」とは面白いことばだ。急激に体位を変えたり、重いものを持ち上げたとき、まれにはクシャミや咳をしたときなど、なにかのきっかけで腰椎に突然に大きな力が加わったときに腰部にギックと激痛が起きる。これがぎっくり腰だ。

米袋持つぞと腰に言い聞かせ　　野田はつを

腰痛は、直立した動物の原罪みたいなものだ。四つの足で歩いていればいいものを、二本の足で上体を支えるとなると、絶えずバランスをとっていなければならない。若いときはいいのだが、年をとってくると、上体の重みを支えていた足腰が弱ってくる。当然の理といえよう。

腰ぐっと落として沸かす土俵ぎわ　　野尻　佳水

腰痛を防ぐには重いものを持たない。同じ姿勢を長く続けない。また積極的に腰痛体操で腹筋、背筋を鍛えておくことだ。

老化と猫背

高齢者の健康を維持するうえで大切なことは猫背にならないことだ。猫背になると仰向けに寝ることができなくなる。横向きにしか寝れなくなると胸や腹や全身が丸くなってしまう。そのため胸が広がらなくなり、肺に入る空気の量が少なくなる。それが呼吸不全につながってしまう。

下積みと仲良く生きていた背骨　高塚　夏生

さらに猫背は腰痛の原因になる。背骨の最下端に位置する仙骨の上に上半身が乗らなくなり、筋肉だけで上半身を支えることになる。その結果、腰が痛くなり、疲れやすくなる。猫背だと噛み合わせにも影響する。奥歯に力が入らなくなり、前歯の噛み合わせだけになる。その結果、消化吸収が悪くなり、健康にマイナスとなる。

母の背の丸みへすまぬことばかり　谷　克美

猫背を治す一つの方法に両手振り体操がある。この両手振り体操については次項にて。

両手振り体操

両足を肩幅くらいに広げて立ち、肩の力を抜いて手のひらを自然に内側に向けて両手をだらりと下げる。まっすぐ前方を向いたまま、両腕を同時に少し強めに後方へ振る。後ろに引いた反動で、腕は前に振られる。前に向けて振るときは力を入れる必要がない。さらに肩の高さにあげた両腕を左右に開いて前後に振る。これをひたすら繰り返すこと。

右の手は母似で器用よく動く　　野瀬　喜達

両手振り体操の効果を体感するには、ある程度たくさんの回数を連続してやらなければならない。適当な回数の目安は次のようになっている。七〇歳代は四〇〇〇回(六～八分)、八〇歳代は一〇〇〇回(一五～二〇分)、九〇歳代は二〇〇〇回(三〇～四〇分代)。体調の悪いときは回数をより多くやるとよい。

健康のしあわせリズム崩さない　　薦田とめ子

両手振り体操は、猫背をなくすばかりでなく、脳の働きをよくするうえで理にかなっている。

関節と抗加齢

階段を後ろ向きになって下りている老人をよく見かける。変形性膝関節症という骨の病気で、加齢とともにかかりやすくなる。この病気になると、関節の痛みや腫れ、動かしにくいなどの症状が現れ、症状が重くなると正座や階段の昇り降りもつらくなる。

洋風の暮らしが好きと膝がいう　岡崎須恵子

膝の痛みを防ぐには、日常生活の中で膝への負担を少なくすることだ。正座はなるべく避け、階段ではなくエスカレーターを利用するといい。体重が多ければ多いほど、関節にかかる負担が大きくなる。太っている人は、変形性関節症になる危険性が大きいので、適正体重に近づけなければならない。

千金の足と主治医もいうた老い　丹波　太路

食生活では脂肪の摂取を控え、たんぱく質やカルシウムなどをしっかりとり、日常生活では、しゃがむ動作や荷物を片側ばかりに持つのを避けると痛みは改善されることが多い。

寝たきり予防の筋肉

四十歳を超えると筋肉は年一％ずつ萎縮し、七十歳を超えた人の筋肉は全盛期の七割以下といわれ、寝たきり老人になる危険性は十分にある。女性は筋肉が少ないため注意が必要だ。

戦争展モンペの母は強かった　中尾　飛鳥

マラソンの途中で道を尋ねられ　内藤　泰笑

筋力トレーニングは筋力アップのみならず、筋肉から放出される乳酸などが脳を刺激して成長ホルモンを分泌するほか、筋力を鍛えることで骨や関節が保護され、転倒や骨折の危険を避けることができる。また代謝がよくなり太りにくい体質に改善される。

万歩計何回も見てまた歩む　川上　幸夫

監督に一度させたいうさぎ跳び　北本　照子

老化を伴う筋肉萎縮を防ぐには、週二日程度の筋力トレーニングが必要。特に太ももの筋肉を中心にしたトレーニングが必要だ。立ったり座ったりする反復運動も効果的だ。

歯の抗加齢

平均寿命の伸びに伴い、歯の健康維持が提唱されている。日本歯科医師会では「８０２０運動」を展開している。八〇歳になっても二〇本以上の歯を保つことだ。高齢になっても健康で幸せな日常生活を送ることを目的とした運動だ。

歯に自信笑った写真ばかり撮る　　櫟　敬介

歯を磨いているのに虫歯や歯周病になる例が多い。それは歯を「磨いている」と「磨けている」との違いだ。歯と歯の境目の清掃をしっかりとして、歯垢を取り除くことだ。それには歯間ブラシやデンタルフロスを使って徹底的に清掃しなければならない。義歯の人も残った歯の歯肉を守るためにも、義歯と口腔内の両方を丁寧に清掃しなければいけない。

幸せはダイヤに勝る歯が光り　　福田秋風郎

歯の噛み合わせは全身の健康に影響を与え、美しさにも影響する。噛み合わせを治すと、疲れ、無気力、頭痛、肩こり、腰痛などの症状が軽減される。

心臓の老化

心臓は、一生休みなく働き続けるポンプである。絶え間なく働き続けるために、ほかの臓器にはない特殊な性質を持っている。多くの臓器は、老化に伴って細胞数が減少していくが、心臓はまったく逆の挙動を示している。加齢によって血管の柔軟性が失われるため、全身に血液を供給するのに、より力強く血液を送り出す必要があるからだ。そこで心臓の肥大がはじまり、心臓機能の低下を招く結果となる。

打ち明ける心臓派手な音で鳴り　中村　卓民

もうひとつ、心臓のトラブルとして重要なものが、心臓の血管のトラブルだ。血管が詰まると、そこから先の心筋細胞に栄養がいかなくなる、その結果、心筋梗塞という現象が起きる。

心電図命の軋む音がする　藤田　遥

一つのポンプである心臓が血管の梗塞によって一部が動かなくなり、全体に大きな影響を与える結果となる。老化に伴う心臓疾患は、血管の問題により起こる。

肝臓の老化

飲兵衛にとっては肝臓ほど大切な臓器は無い。アルコールを分解して排泄するので、高齢の老人でもお酒を楽しむことができる。しかし肝臓には余剰力があるために障害を受けても気がつかず、手遅れになることが多い。

酒が好き晴々とする薬です　　竹中　タマ

肝臓は、体内のさまざまな化学反応を行う重要な化学工場だ。その働きは、解毒、代謝、貯蔵、合成、排泄など多岐にわたっている。そのため肝臓は、必要とされる何倍もの能力を持っている。しかし、加齢に伴って、細胞数は減少し、毒物を分解する能力は低下する。そして肝炎を起こしたり、肝硬変になったりする。その果てには肝ガンという異常事態を招く結果となる。

肝移植してから酒が好きになる　　岩間　一虫

肝臓によい食べ物はウコンだ。抗酸化作用、胆汁の分泌促進作用、肝臓の解毒作用で知られている。

すい臓の老化

すい臓といっても私たちには馴染みの薄い臓器のように思われる。しかし、糖尿病を抑制するインスリンやグルカゴンのホルモンを放出する臓器というと身近に感じられてくるのではないだろうか。

忠告はホルモン剤として飲もう　伊藤たけお

インスリンやグルカゴンなどのホルモンの分泌量も、加齢とともに減少する。糖尿病はこれらのホルモンの分泌量が減少してしまう病気で、すい臓の老化が促進させる病気だということができる。それには高カロリー、高脂肪の食事を避けなければならない。腹八分目から六分目の量にしなければならない。

ほどほどの知恵出し合うて老いの坂　小田トキエ

すい蔵から放出されるインスリンやグルカゴンは、糖のコントロールのみならず、老化や長寿と深く関わる臓器なのだ。

腎臓の老化

私は腎臓は一つしかない。尿管ガンのために一つは摘出してしまった。しかし、腎臓は、かなりの余裕をもった作りになっているので、二つのうち一つが駄目になっても、残りの一つだけで生きていくことができる。一つの腎臓にはポーマン腔と尿細管が一セットになったネフロンという構造が、およそ百万個もふくまれているからだ。

せっかくの闘志へ持病邪魔をする　田中桂太郎

腎臓は、血液中から不要物を取り除き、血液成分をコントロールする。腎臓機能の衰えは、血液状態の悪化を招き、全身の老化を促進する。腎臓は、人体の老化に非常に深く関わる臓器なのだ。

もらいたいけれどあげたくない臓器　広村　昇

余裕を持った腎臓の機能も、三十歳以降、徐々に低下していく。糖尿病になると急速に低下する。腎臓機能の低下は、血液成分の維持機能の低下を意味する。塩分の過剰を速やかに排泄できなくなる。

心とつながる胃

五臓六腑のなかで胃ほど神経質なものはない。悩み苦しむとかならず胃が痛む、食欲がなくなる、吐き気がする。ときには悩みごとだけで胃腸症になることだってある。それをこじらせて胃癌になった例もある。

胃の痛みほどほどあって片思い　佐藤　啓子

また嫌な人間と食事をすると胃が拒絶反応を示して食欲不振に陥ることだってある。そうすると胃は大脳よりも敏感で、自己という存在を誇張しているのかもしれない。

胃の検査小さな宇宙垣間見る　藤原ヒロ子

胃は多くの働きをもっている。①食物をかくはんする。②胃液のペプシンで蛋白質を分解する。③胃液は強い塩酸を含んでいるので細菌を殺す役目をしている。④食物を溜めて、少しずつ腸へ送り出す役目をしている。これだけの役目をしているのだから長寿の秘訣は胃を大切にすることにある。

長寿の耳

耳の遠くなる人は長生きをするといわれているが、その生理的証明はなく、長生きをしたために耳が遠くなったのではないかと思わせるところもある。また、必ずしも長生きをすることによってみんなの耳が遠くなるとは限らない。現実に百一歳の中川牧三は現役の音楽家としてオーケストラの指揮をとっている。

聞き流すゆとりも出来た老いの耳　除田　六朗

耳の病に老人性難聴というのがある。老化にともなって、聴覚路の全般に老人性の退化がおこり、聞こえが悪くなってくることだ。早い人で二十歳代から始まるが、四十歳代以降から高い音の聴力低下がしだいに明らかになり、七十歳代になると、難聴を自覚する人が多くなる。

聞く耳を都合悪けりゃ蝉が鳴く　木村　木善

全身の健康状態と聴力の老化とは大きく関わりがある。騒音をさけ、適度な運動、栄養豊かな食事によって老人性難聴も少しは遅らせることができるはずだ。

老人の眼

老眼というと老人がなる眼の病気だと思う人が多い。本当は老眼は病気ではなく、中年になって近いところが見えなくなった状態のこと。これは中年になればおこる生理的現象のことだ。この治療法はなく、近くを見るための専用の眼鏡が必要になってくる。老眼鏡だ。

老眼に天眼重ね活字好き　林　伯馬

老人の眼の病気に老人性白内障がある。白内障とは、目の中のレンズにあたる水晶体がにごる病気のこと。これが老化現象としてあらわれると老人性白内障となる。

目の見える人が贅沢言っている　磯部　南泉

老人性白内障は、はじめのうちは自覚症状がほとんどない。しかし、にごった水晶体が透明になることはないので、水晶体を取り出して手術するしかない。老人性白内障は、どんなに見えなくとも、目の奥に異常がなければ手術によって見えるようになる。

心まで覗かれそうな目に出会い　麓　弘子

髪の老化を防ぐ

加齢とともに「薄毛」「白髪」という髪の変化はまぬがれない現象の一つである。しかし髪の老化を遅らせることはできるので、そのポイントを知っておくのも若さを保つ秘訣といえよう。

楽してても苦労をしてても髪が減る　上原よし枝

髪の老化を遅らせるポイントは「食事」「生活環境」「頭皮の環境」の三点だ。まず食事では栄養状態を保つこと。栄養バランスのよい食事をとること。次はストレスを避けること。ウォーキング、ジョギング、水泳などの有酸素運動は、心肺機能を高めて血行をよくして、ストレス解消にもつながる。もう一つは頭皮の環境を整えること。頭皮にはいつも皮脂が分泌されている。その皮脂が毛穴を塞ぐので発毛や薄毛にはよくない。頭皮はいつも清潔に保つことを心がけなければならない。

髪洗う明日のいのちを光らせて　福田　秋雄

髪の成長は深夜から明け方。十分な睡眠が必要だ。

白髪のメカニズム

毛の中にはメラニンという色素がある。老人になって体力が衰えてくると、メラニンがしだいにつくられにくくなり、毛皮質のメラニンのあった場所にすきまができてくる。この細胞のすきまに空気が入って、白髪になる。白髪がきらきら光るのは、空気が光を反射するためだ。

欲のない一生だったいい白髪　　生島　鳥語

毛は一本の棒ではなく、多数の細胞の集りで、拡大してみると、三層からできている。外側の部分は、小さな毛表皮細胞が重なり合って、屋根瓦のように並んでいる。その内側にメラニンを含んだかなり厚い毛皮質があり、中心は毛髄質という細い細胞からできている。

妻の座を守り白髪は歴史です　　大藪　布袋

白髪になるのは老人だけではない。若白髪といって若者にもある。また、過労や恐怖にあったとき、神経の作用で白髪になることがある。

肌の悪化＝皮膚の老化

女性にとってもっとも気になるものに皮膚の老化がある。最近の研究では肌の老化は年齢と関係がないことがわかった。皮膚は、表面の表皮と内部の真皮に分かれている。表皮は上から順に角質細胞、顆粒細胞、有棘細胞、基底細胞の四つからなっている。老化の原因となるのは基底細胞の下のメラニン細胞。この細胞の老化が新陳代謝のスピードを遅らせるのだ。

明日の絵がほしくてレモンパックする　加藤　夏子

皮膚には乾燥を防ぐために汗を分泌したり、保湿のため皮脂を分泌する働きがある。二十歳をこえるとこの分泌が低下する。

ピンク肌指の先まで適齢期　下川　道代

肌の水分を保つためにコラーゲンやエラスチン、ヒアルロン酸が作りだされていく。皮膚が乾燥して細胞がダメージを受けると、この物質を作る能力が低下する。そうすると肌の状態が悪化するのだ。

「シミ」と「シワ」

肌の老化は「シミ」と「シワ」だ。特に女性にとっては大敵。シミの主な原因は肌の老化と紫外線による刺激だ。肌が老化するとメラニン色素が肌にたまり、それに加えて紫外線を浴びたり皮膚に炎症を起こしたりすると黒いメラニン色素を作り出しシミとなってしまう。

やわ肌の賞味期限は切れている　　臼井　筐子

シミは美白化粧品で消せるものもあるが、紫外線防止対策がもっとも効果的であるといえよう。シワも一番の原因は紫外線だ。そのほか肌の乾燥や酸化も原因となっている。酸化防止成分の入ったスキンケア用品や保湿効果のある化粧品を使って予防することが大切だ。

ともかくに自分磨きに投資する　　智和　雅子

化粧品で治らない深いシミやシワについては医師に相談することだ。最近はヒアルロン酸の注入など美容医学の研究がなされている。

母といて母あたたかし母の皺　　斎藤　大雄

百歳力をつける

chapter 03

百歳の食を考える

腹八分

貝原益軒は言う。「人のからだは元気を天地から受けてきたものであるが、飲食の養分がないと元気は飢えて生命を保てない。元気は生命のもとである。飲食は生命の養分である。だから飲食の養分は人生の毎日でいちばん必要なもので、半日もなくてはならない」と飲食の大切さを説いている。

三十品目食優先で生き延びる　串田トシ子

「しかし飲食は同時に人間の大欲で、口や腹の好むところである。好みに任せてかってきままをすると、度をこえて、かならず脾胃をそこね、いろいろの病気をおこし命をなくす」。

食べるだけいのち一つをもて余し　徳永　利夫

そして結論は「だから養生の道は、まず脾胃を調整するのが大事である。脾胃を調整するのは人のからだの第一の保養である。古人も飲食に節度をもうけてそのからだを養うといった」。そこで生まれたのが腹八分だ。長寿の秘訣はここから始まる。

百歳までの食事の鉄則

百歳まで生きるには何を食べたらいいのだろうか。この質問に答えることができれば百歳まで生きるのは楽なことだ。その量、質、種類が問題だ。それはあなたの運動量によって決まると言ってもいい。肉体労働をする人は大量のカロリーを必要とするので、必然的に多くの量を食べ、多くの種類を摂ることが必要だ。

朝晩に箸をおがんで恙なし　外山あきら

百歳まで生きるために正しい食事を摂ろうとしても、身体的、社会的、経済的に妨げになるものが多く存在する。歯が悪い、経済的に余裕がない、孤独である、落ち込んでいるなどすべて障害になっている。これらの問題を解決しなければ寿命を縮めることにつながる。

銀の匙心に棘のある会話　小寺燕子花

多くの種類の食べ物を食べ、体を動かしつづける。これが百歳までの食事の鉄則といえよう。凡人にはできない。しかし、やらなければならない。

塩を見つめる

人間が生きていくために必要なものに酸素、水、食べ物などがあげられるが、その中に「塩」を忘れてはいけない。塩には米や麦のようにエネルギーがない。その代わり体の中にあるものをぐるぐる回して、最後にはこれを排泄させるという大切な循環機能を助け、そして健康を保つという働きを持っているのだ。

塩分をまだ控えろと言うカルテ　的場　香代

塩は取りすぎると高血圧や腎臓病になり、悪影響を与える。それではどのくらいの塩を摂取したらよいのかというと、一日の適量は十グラム以下だ。少し控えめにしたほうが健康に良い。本当に必要な量は五グラムぐらいだ。

減塩へ妻のいたわり身にしみる　川口　和枝

伝統的に塩気の多い食習慣を持つ日本人は、意識して塩を控える必要がある。それには漬物や味噌汁の量を減らすか、残すか、食べる回数を減らすことだ。小さな積み重ねが必要だ。

健康の源　米

日本食は健康に良いと世界的にも注目されている。その主食である飯は日本文化といっていいほど健康の源になっている。「米の飯と女は白いほど良い」といわれているように白米は日常生活に欠くことのできない食糧品だ。

朝めしを医者に言われて食べている　　浦　眞

米の構成成分は多い。水分、タンパク質、脂肪、炭水化物、繊維、灰分からなっている。その中に微量ではあるがカルシウム、リン、鉄が含まれている。またビタミンＢ１、Ｂ２、ニコチン酸なども含まれている。塩分は皆無なので食べ過ぎないかぎり長寿食といってもいい。

五月には五月の味があるご飯　　小川しんじ

日本には米を使った料理が多い。すべての丼もの、寿司、雑炊、お稲荷さん、赤飯、さらにはお酒にいたるまで米を使っている。しかし、米という字は「八十八」と書くように、手間のかかる穀物である。

病人食にとどまらない　粥

病人となったとき最初に口にするのは「おもゆ」だ。その後三分粥から五分粥とだんだんご飯に近づいていく。そしてご飯の歯ごたえ、味覚、満腹度などを味わい、飯のありがたさがわかってくる。

　粥という字は中落が身所也　　古川柳

中落とは、魚を三枚におろしたあとの中骨の部分のこと。粥という字と同じという意味。粥はもともと消化・吸収がよいため、病人、胃腸病弱者、乳幼児の離乳用などの常食として用いられる。また粥はすぐ飽きてくるのでその種類は多い。白粥、いり粥、青粥、茶粥、乳粥、餅粥、梅干粥などがある。最近では病人食のみならず健康食として愛用されている。

　真心をこぼさぬように粥を煮る　　上堀　松実

粥は消化がいいので、からだのためには逸品級だ。なかでも味噌や醤油を入れて炊き込む雑炊は栄養源としても老人に愛されている。

美と詩を誘う酒

酒のことわざに「酒は百薬の長」といって長寿の飲みものとされている。適度に飲めばどんな薬よりも効き目があるとのことだ。また身を誤るのも酒のためである。このことわざの反対に「酒は百毒の長」というのもある。この意味は酒はよいところが少なくて、毒であるということ。しかし、酒は適量ならば消化を助け、新陳代謝を盛んにし、便通をととのえるのだ。

老いらくの幸ほどほどに飲める酒　山本　秀人

何よりの薬と子から酒とどく　吉岡　修

酒の素材は水と米と麹だ。つまり銘酒とは、いい水といい米、そして杜氏の魂も銘酒を産む大きな要因だ。そんな銘酒を独り飲み、一人の世界に溶け込むのも老いの冥利。

百歳になったら止める酒煙草　辻本　俊夫

人は酒を飲み、酒は人を飲む。酒は美と詩を招き、美と詩は酒を誘う。百歳まで美と詩を招こう。

理想的な健康食品　豆腐

中国で生まれ、日本に渡ってきた豆腐は、一般に和食、中華の素材として考えられてきた。最近では健康食、ダイエット食として欧米でも注目されるようになってきた。特にアメリカでは「ＴＯＦＵ」と日本名で呼ばれスーパーなどで販売されている。

無添加の豆腐の中にある個性　廣海佳代子

豆腐は大豆のタンパク質を効果的に消化吸収しやすい形に加工した食品。そのタンパク質には健康維持に不可欠な必須アミノ酸も多く含まれている。その上、純植物性なのでコレステロールがない。理想的な健康食品だ。

冷や奴薬味利かせて箸二膳　長瀬　永歌

豆腐の代表的な料理には、夏の冷や奴、冬の湯豆腐がある。どちらも豆腐のもつ特性である淡泊さ、咽越しの滑らかさ、大豆の香りの良さなど存分に楽しめる料理だ。シンプルにつくられているだけに、老いにとっては奥行きの深い味となっている。

血管強化のソバ

ソバ通はザルでなく、モリを食べるそうだ。ソバだけの味を噛みしめるためだろう。それよりも駅のホームで停車中に食べる立ち食いのカケソバの味はなんともいえない。味というよりも食べきったという満足感のほうが先にたっているのだろう。

駆け込める構えで駅のそばすする　小枝　青人

濃い色のソバのほうが栄養分を多く含んでいる。鉄、カルシウムなどミネラル、ビタミンB1・B2など含有量が多い。またソバは八種類の必須アミノ酸を含む良質のタンパク質と、デンプン、それに血管を強化するルチン、脳の記憶細胞の破壊やボケを防ぐソバポリフェノールやコリンを含んでいる。

待たされた分だけ旨い手打ちそば　中村　その

漢方では、食欲を増す作用、通便の作用がある。ビタミンPのようなものにはルチンが含まれているので、毛細血管がもろく破れやすくなるのを防止する作用がある。駆虫の作用もある。

目には枸杞の実

私が毎日愛用しているサプリメントに「枸杞の実」がある。かれこれ三十年は愛用している栄養補助剤だ。最初は糖尿病に効くという看板に誘われて買ったのだが糖尿病より目に効くことがわかった。それはビタミンAの権化だからだ。実際に参考文献で調べてみると枸杞子にはベタイン、ビタミンA・B1・B2・C、カルシウム、リン、鉄、色素などが含まれていることがわかった。

やんわりと漢方薬が効きはじめ　西村佐久良

薬理作用には補腎益精、養肝明目、スタミナ補強、肝細胞の新生促進、視力をよくする作用、血糖値を下げる作用がある。

長生きをいつまでする気枸杞を飲む　桂　枝太郎

目がくらむ、目がかすむ、視力減退の症状には豚の肝臓、枸杞子、菊花、地黄、密蒙花、当帰をよく煮たスープを飲み、豚の肝臓をたべるのだ。糖尿病には天花粉、山薬などを配合して用いる。

ブルベリーと目の効果

もう一つ、目のトラブルに効果を発揮するものにブルーベリーがある。アメリカが原産で、日本には一九五一年に伝えられ、約二十年後に栽培されるようになった。第二次大戦中に英軍パイロットがブルーベリージャムを多食したところ視力が向上したということから、その効能が研究されたという。

ことばより目のかがやきを信じよう　弓削　和風

ブルーベリーに含まれるポリフェノールの一種のアントシアニンが網膜の視覚に関わるロドプシンの再合成を促したり、網膜の血流をよくする。このことにより、眼精疲労、老眼、白内障、視力低下などの目のトラブルの予防、改善に役立っている。

澄んでいる瞳に嘘をつけずいる　川井　古雨

アントシアニンには強力な抗酸化作用があるので、活性酸素を除去し、ガン、心筋梗塞、脳卒中、老化などを予防する。乾燥されたブルーベリーを一日二十～三十粒食べつづけるとよい。

細胞活性化のハーブ

イギリスのことわざに「長生きしたけりゃセージを食べろ……」がある。セージはヨーロッパの薬草でハーブの一種。シソ科に属し、日本でも刺身などについている大葉の仲間だ。これらシソの仲間はトコフェノールというビタミンEに類する物質が多く含まれている。細胞の活性化や血管系統の浄化作用に有効といわれている。

ゆっくりと効く薬草を信じきり　三吉波津美

ヨーロッパのハーブはもちろん、東南アジアや中近東などで多くつかわれている香辛料のほとんどが薬草類で、インドのカリーは十～二十数種の香辛料を混ぜ合わせてつくるが、ほとんどは薬草だ。

しばらくは漢方薬の名を覚え　森中惠美子

日常、何気なく調味料として使っているガーリック、しょうが、わさび類などのハーブは、単なる調味料ではなく、身体に入れると細胞の活性化を促し、腐敗を防ぐ制菌効果を持っている。

風邪の予防にニンニク

昔、風邪を引くとよくニンニクを食べさせられたたものだ。ストーブの上に金網を敷き、そこにまるごとのニンニクを載せて焼く。強烈な臭いが鼻を衝く。この臭いだけで風邪が治ったような気がしたものだ。この主成分は臭気をもつアリシン、ニンニク酵素、ビタミンB1など。

エレベーター餃子を食べた人が居る　黒澤　正明

ニンニクには疲労回復、滋養強壮効果、また食中毒や感染症に対して殺菌効果もある。また新陳代謝の促進にも役立っている。そのほか駆虫作用、整腸作用、利尿作用、血液循環・促進作用、ニコチン・重金属・公害汚染物質の解毒化、降圧作用・コレステロール低下作用、強肝作用、老眼の予防などに効果がある。

栄養がたっぷり妻の自然食　田代　一夫

インフルエンザの予防にはニンニク二片を食べるとよい。ニンニクを常食するとガンの予防になる。

万病の妙薬のショウガ

生寿司を食べにいくと真っ先にショウガを抓んで置く。それからお好みのネタの注文を受ける。生寿司とショウガ。無頓着に食べている方も多いであろうが、これには強力な殺菌作用があり、絶妙の取り合わせなのだ。さらにショウガは気力、体力、免疫力を高める万病の妙薬であることも判った。

歯を磨くように食ってる新生姜　古川柳

ショウガの薬効は、辛味成分や芳香成分の総合作用によるもので、強力の殺菌作用があり、魚介類による食あたりを防ぐ。また、寿司を食べ過ぎても胃腸を壊さないのも辛味成分のジンゲロールの健胃作用によるものといわれている。

糠味噌のしがらみに成る新生姜　古川柳

その他効能としては発汗、解熱作用、保温作用、鎮痛作用、鎮咳作用、消化促進作用、抗潰瘍作用、腸管内輸送促進作用、強心作用など万病に効く。

滋補肝腎のゴマ

海苔で包んだおむすびもいいが、ゴマをまぶしたおむすびも好きだ。また赤飯にかけるゴマ塩は多からず少なからず抓んでかける量が微妙だ。色彩的効果もあるが、その滋養効果も優れている。漢方では滋補肝腎、和血潤腸、滋補強精の作用がある。

握りめし一番あとで指を食べ　田中　南桑

ゴマは通便をよくするとともに血行をよくする作用がある。血糖、コレステロールを低下させる作用があり、冠状動脈のアテローム硬化症の予防と治療ができる。

自然食ですと一言そえて出し　杉　秋子

頭痛、耳鳴り、頭がふらつく、目がかすむ、しびれるなどの肝腎虚弱に属する高血圧症、動脈硬化症には黒ゴマ塩をご飯にかけてよくかんで食べると良い。貧血、便秘、乳汁不足のものには黒ゴマをきれいに洗って乾かし、よく炒り、それをすりつぶして細末にし、ハチミツと混ぜて食べると効果がある。

長寿と酢

昔から酢は身体にいいとされてきた。まさしく重要な調味料で、米酢などの醸造酢に含まれる酢酸などの有機酸は食欲増進作用をもっている。疲労物質の乳酸を分解し、疲労回復に効果を発揮している。また鮨や刺身などの生ものを食べるときに酢を使うのは殺菌作用があるからだ。

仏の日こまめな妻の酢が匂い　　上田　鳴夫

酢は、食欲を増進させ、胃酸の分泌を増加させ、消化を助ける作用がある。食物の中の鉄、カルシウム、リンなどを有解して出させて、食物の栄養価値を上昇させる。したがって料理の中に少し酢を入れると、消化・吸収に役立つ。

ふるさとの海青く澄む鯖のすし　　柴田　午朗

アメリカのバーモント地方には長寿が多い。ガン、高血圧、心臓病、糖尿病など生活習慣病が少ないからだ。その秘訣は、リンゴ酢とハチミツのドリンクを飲む健康法にあるとされている。

老化予防のサンマ

詩人・佐藤春夫の有名な詩に「秋刀魚の歌」がある。また落語には「目黒のさんま」がある。「さんま苦いかしょっぱいか」というように庶民の味の代表ともいえよう。

夕暮れの路地にさんまの唄がある　妹尾　隆子

サンマは栄養価と健康効果の高い魚だ。タンパク質を構成するアミノ酸は、質・量ともに優れており、脂肪の八〇%を占めるEPA・DHA、オレイン酸など血栓を予防し、脳の働きを高める。ビタミンEも多く、末梢の血行をよくして身体を温めるほか、不妊症や精子の機能低下の改善、老化予防に役立つ。庶民にとって最高の栄養食品といえよう。

DHA光らせサンマ賢そう　おかの蓉子

秋刀魚の塩焼きを美味しく食べるには、大いに煙をあげることだ。最初は強火で焼いて、落ち着いたところで弱火でじっくりと焼く。最高の味だ。

さんまジュージューやっと夫婦になれました　榊原　公子

栄養源のカニ

昔、研究室にいたときカニの殻から非血液凝固剤であるヘパリン様物資を抽出したことがある。そのカニの殻にはキチンという「歩く」「座る」「立ち上がる」という高齢者にとっては自立した生活の基になるものが含まれていることがわかった。すなわちグルコサミンという健康食品として注目されている物質である。

コミカルに蟹いっぴきを処刑する　佐藤美津子

カニにはグルタミン酸、グリシン、グアニル酸などが含まれている。低脂肪、高タンパクで肥満や生活習慣病を病んでいる人たちには格好の栄養食品。また糖分の代謝に必要なビタミンB類、貧血を防ぐ鉄、強精作用のある亜鉛、骨歯を強くするカルシウムが豊富に含まれ、コレステロールを下げ、肝臓を強くし、血栓を防ぐタウリンも大量に含まれ、長寿に役立っている。

十指みな動いて蟹の味をほめ　福増　立王

岩陰に月夜の蟹が恋をする　山田すみ子

強壮・強精の鮎

一年でパーッと散る鮎は「滅びの美学」として日本人に好まれている。また、鮎は「香魚」ともいわれ、藻の香りがして珍重がられている。それは鮎は藻を主食としているからだ。

鮎料理部屋を緑の風がぬけ　橋本　言也

鮎は蛋白質、脂肪のほかにカルシウムや亜鉛、マグネシウムが多く含まれている。そのため強壮・強精作用が期待できる。塩焼きにしてタデ酢で食べると美味しい。また、鮎の腸を取り出して塩をたくさん混ぜた「ウルカ」は、お湯に入れて飲むと下痢の特効薬になる。

まぎれなく生きて小鮎の腹を食う　杉原　一穂

鮎の旬は盛夏だ。一科一属一種という珍しい魚だ。日本以外では朝鮮半島、台湾、中国の一部に多少分布しているだけだ。

最近は養殖の鮎が多く出回っている。しかし、天然鮎の方が身がしまりスマートだ。

イメージダウン養殖鮎の肥満体　立壁　閑史

最高の健康食イワシ

一にイワシ、二にニシン、三にサンマという駄洒落がある。しかし、一のイワシは正真正銘の栄養源だ。血栓を防ぐＥＰＡや、脳の働きを高めるＤＨＡなどの不飽和脂肪酸が含まれている。また、カルシウムを豊富に含んでおり、骨粗しょう症の予防や精神の安定効果は抜群だ。

鰯のレシピにたっぷり書いてある元気　森　イク子

健康増進ばかりではない。老化予防に抜群の効果を示している。老化予防のレチノールや核酸、脳神経の働きを高めるナイアシン、アドレナリンの原料となるチロシンなどが含まれているため、健康増進および病気や老化予防に効果がある。

問題児きっと鰯を食べてない　赤松ますみ

ほかにも、ビタミンＡ・Ｂ２・Ｂ６・Ｄ・Ｅ・など鉄分、アミノ酸のバランスのよいタンパク質が存分に含まれている。まさに栄養の宝庫だ。イワシは高級魚のタイよりもずっと健康賞だ。

干涸びた鰯恵方を向いたまま　岩田　明子

胃腸によいニシン

北海道の小樽にはニシン御殿があり、ニシン漁の栄華を物語っている。昔、春になると海が銀色に輝くほどにニシンが押し寄せてきた。それを浜の人たちは群来《クキ》と呼んで出稼ぎ人とともに一家総出で漁に励んだ。運搬の途中に浜にころがったニシンなど見向きもしなかった。

栄枯盛衰ニシン御殿に春の風　今井探聞子

ニシンはイワシの仲間なので鮮度が落ちやすい。胃腸の働きをよくし、気力・体力をつける効能がある。生でも燻製でも酢漬けでもよし。また二つに割いて「身欠き」にして保存食として愛用されている。

大漁を祖父知っているニシン漬け　斎藤　大雄

ニシンは卵が多いので「妊娠魚」、また「身を二つに割いて料理する」ので「二身」、春になると北海道に姿を現すので「春告魚」ともいわれた。ニシンの子をアイヌ語で「カド」といい、カドの子が「カズノコ」と呼ばれるようになった。

血栓症の予防・フグ

フグといえば、真っ先に思うのはフグ毒だ。卵巣や肝臓に、皮膚や目に猛毒を含有している。このため「テッポウ」という異名をもっている。「あたると必ず死ぬ」という意味だ。フグ毒にあたると口や手足のしびれ、嘔吐、全身の麻痺、呼吸困難、意識不明、そして死に至る。

もう外に死に人なしかと鰒をかい　古川柳

フグの肉は脂の少ない白身で、アミノ酸が多く含まれており、淡泊な旨味がある。しかもタウリンが多く含まれ、血栓症や抗脂血症の予防・改善、胆石の予防、肝臓や心臓の強化、糖尿病の予防、筋肉疲労の除去など効果がある。

皿の絵を透かしふぐさし花のごと　樋渡　エイ

フグは、怒るとお腹が「フク」れることからという説と、瓢箪を表わす「フクベ」からきているという説がある。漢字の「鰒」は腹がふくれる魚、「河豚」は河に棲み、ブーブーと鳴いたからという中国説がある。

DHAの宝庫・カツオ

鰹節は日本料理にとってコンブとともに欠かせない調味料である。鰹節の旨味主成分はイノシン酸とコンブのグルタミン酸の相乗効果にある。カツオは脂肪の含有量が少なく、タンパク質の含有量は肉以上に多い。しかも中性脂肪やコレステロールを低下させるEPAや脳を活性化させるDHAが含まれている。

初鰹薬のようにもりさばき　　古　川　柳

血合いにビタミンA、B1、B2や鉄が豊富に含まれているため、体力低下時や病後の滋養食として適している。昔から血合い部分をキモとショウガと醤油で煮つけて強精剤的に用いていた。

留めるなという身でかける初松魚　　古　川　柳

昔、初鰹は相模灘でとれたものを、鮮度のおちないように急いで江戸の市場に送り、急いで売らなければならなかった。そのため、カツオ売りは気が早いのだ。

マグロのＥＰＡ

ＥＰＡとはＤＨＡと同じような不飽和脂肪酸である。ＥＰＡは体に吸収されるとプロスタグランディンという物質に変化し、血液中の中性脂肪の低下、善玉コレステロールの増加、血管拡張、血小板の凝集抑制などの働きをする。それによって動脈硬化を予防し、高血圧を改善し、脳血栓、心筋梗塞の予防などに役立つ。

塩まぐろ取り巻いているか、ア達　　古　川　柳

ＥＰＡ不飽和脂肪酸の含有量が非常に多く存在するのがマグロだ。そのマグロの値打ちの善し悪しはトロで決まる。トロは背の赤身に比べて五〇倍もの脂が含まれている。ビタミンＡやＢ群も多く含まれている。

塩まぐろ焼けばありたけ猫が寄り　　古　川　柳

ＥＰＡはまだ人工的に作ることはできない。しかしマグロやカツオの目玉などから回収し、健康サプリメントとして販売されているので摂取するといい。

ボケ防止のタラ

「鱈と雪道はあとほどよい」ということわざがある。これはタラのもつ独特の風味のことで、取れたてよりも多少時間を経てからの方が、タラらしい香りがして美味しいということ。

鱈々と汗を福井の御献上　古川柳

タラは脂肪が極端に少なく、低カロリーであっさりした味だ。肥満や生活習慣病のタンパク源として最適。脂肪中にはDHAが多く含まれている。健脳・ボケ防止にいい。肝臓には多量の脂肪とビタミンA・Dが含まれている。肝油として乳幼児や成長期の子ども格好の栄養食品だ。

棒鱈へ水向けをして女房寝る　古川柳

スケトウダラの卵巣の「タラコ」、マダラの精巣の「シラコ」は高コレステロール食品とされているが、血中コレステロールを低下させるタウリンが多く含まれているので高脂血症の人も心配なく食べれる。タラコとシラコは強壮・強精食でもある。

若返りのウナギ

土用の丑の日にウナギを食べる風習がある。ウナギは内臓、皮膚、目、粘膜などを強化する。

土用などうなぎの知ったことでなし　川部赤ん坊

一般に土用ウナギといって夏に食べるのが普通であるが、本当にウナギが美味しくなるのは下りウナギといって、秋の彼岸過ぎがよい。

鰻屋に囲われの下女今日も居る　古川柳

鰻は精がつくことを知っているが、旦那は坊主なので寺では食うことができない。そこで妾のところで食うので、下女を鰻屋にやった、という意味だ。

まだ欲があるから元気かも知れぬ　西谷須恵子

ウナギが夏バテに効果があることは奈良時代から知られている。ウナギのキモ（肝臓や内臓）には、ビタミンAが肉の部分よりも三倍も含まれている。またウナギのぬるぬるした部分は胃腸の粘膜を保護し、消化、吸収を助けてくれる。

抗血栓に効く鮭

夫婦鮭が母なる河へ遡上するシーンを見たことがある。海から一匹の鮭が天へ跳ね上がって河に到達すると、それを追うかのようにもう一匹の鮭が海から河へ跳ね上がった。そして二匹は寄り添って体を休めていた。雌鮭が一〇メートルくらい遡上すると、それを追うように雄鮭が寄り添っていく。その仲のよさは人間の比ではない。

ときめいて河を上ってきた鮭よ　　外山あきら

鮭は人間にとってタンパク源であることはいうまでもないが、そのタンパク質の吸収をよくするビタミンB2やB6が多く含まれ、脂肪には動脈硬化や血栓を予防するEPAや、脳の働きをよくするDHAが含まれている。また鮭の卵のイクラや卵巣のスジコには若返りに効果のあるビタミンEが豊富に含まれている。

卵生み尽くし母なる河に死ぬ　　三好　呂生

漢方的には、冷え性、貧血、肥満に効果がある。

強肝・強精のエビ

「蝦で鯛を釣る」ということわざがあるようにエビは小さいものの代表にされている。一方、伊勢海老やロブスターのような大型のエビもおり、日本近海には約五〇〇種類のエビが生息している。天ぷらや刺身にされる車エビ、フライにする大正エビ、加賀料理に欠かせない甘エビ、佃煮に使われる手長エビ、かき揚げや焼きソバに使われる桜エビなどが有名だ。

鎧兜をきたような車海老　古川柳

エビの独特の甘味のベタインは血中コレステロールや血糖を下げる。強肝・強精・抗血栓などの働きをするタウリンも豊富に含まれている。また、エビの殼には免疫力を強化するキチン酸が含まれている。

コルセット脱がせるように海老をむき　二川三語

漢方では腎陽不足によるインポテンツ、冷え性、食欲不振解消に、生きているエビを酒に浸して炒め、塩、にら、しょうゆ、その他好みの調味料を入れ蓋をして二、三分。皮を剥いて食べる。

精力減退にカキ

炭火で焼いたカキにレモンを絞ってツルリと飲み込む。ほろ苦い亜鉛の味がして人間冥利に尽きる。カキは栄養の宝庫で「海のミルク」と呼ばれる。エネルギー源のグリコーゲンが豊富で、ビタミン群、鉄、銅、マンガン、ヨード、カルシウム、亜鉛などのミネラルが多く含まれる。

じゃも面の座頭は蛎の玉子とじ　古川柳

特筆すべきことは、亜鉛の含有量が全食品中ナンバー・ワンであることだ。不眠症や眼精疲労、精力減退に抜群の効果を発揮してくれる。経験的に肝臓病にもよいとされるのは、タウリンがかなり多く含まれていることである。

蟹にはならで景清は蛎に成り　古川柳

いらいらして落ち着かなかったり、不眠症に悩んでいるときにはカキ肉50gを煮て食べる。貧血、盗汗には、カキ肉25gを煮て食べる。二日酔い、めまいには、カキ肉30g、雪菜10gをスープにして飲むとよいと言われている。

豆の秘めたるパワー

豆は健康食の最先端をいくものだ。最近、豆はがん予防に有効であると発表された。黒大豆、小豆、黄大豆などを毎日欠かさず食べると効果があるとのことだ。

ことことと豆煮る音に母がいる　　井上　律子

黒豆は解毒作用があるため、腎臓の働きを高めるのに有効だ。黄色の大豆は悪玉コレステロールを低下させる働きがあり、動脈硬化、脳卒中に効く。小豆は腸壁を刺激して腸の運動を活発にし、食べ物の残りカスを速やかに体外に排泄してくれる。そのため大腸がんに効果がある。

妥協案ねる枝豆を食べ飽きる　　森中恵美子

枝豆は大豆にはふくまれていないビタミンCを多く含んでいる。その上、枝豆はビールとすてきな関係にあるのだ。枝豆に含まれている蛋白質、ビタミンA・C、カルシウムなどアルコールの酸化を防ぎ、肝臓や腎臓に負担をかけないで済むのだ。

女性ホルモンと大豆

大豆は栄養が豊富なので「畠の肉」と呼ばれた。事実、牛肉と同様の必須アミノ酸が含まれている。脂質は血中のコレステロールを低下させるリノール酸やオレイン酸を多く含み、ビタミンB1・B2・B6・E・Kなどのビタミン類、カルシウムや食物繊維も豊富だ。

大豆から祈る形の芽がのびる　問屋啓二郎

大豆に含まれるイソフラボンには女性ホルモンであるエストロゲンに似た作用があり、骨を丈夫にして動脈硬化を予防し、乳ガン、子宮ガンを予防する。また老化を予防するサポニン、脳の働きをよくするレシチンなど、健康増進成分が存分に含まれている。

ことことと豆煮る音に母がいる　井上　律子

大豆タンパクに含まれる、リジンやスレオニンなどの必須アミノ酸は、白米にはほとんど含まれていない。そのため、ご飯と味噌汁、納豆、豆腐、醤油などの組み合わせは栄養学的にも最高だ。

抗脂血の納豆

ご飯に納豆、日本人ならではの食事だ。ねばねばするものは血液がサラサラになると小さいときから聞かされ、それほど美味しいとは思わなかったがよく食べさせられたものだ。現実に納豆に含まれるサポニンには炎症を抑える作用があり、ナットウキナーゼは血栓を予防する効果がある。

納豆と蜆に朝寝おこされる　古川柳

昔から、ねばねばした食品には滋養強壮作用があるとされているが、納豆も例外ではない。またアルギニン酸も含まれているので、強壮・強精作用の一翼を担っている。また強肝作用や抗脂血作用があるビタミンB2・B6が多く含まれ、血栓溶解に役立つナットウキナーゼも含まれている。

納豆を帯ひろ解けの人が呼び　古川柳

納豆は「稲のわら」に包まれた大豆が発酵して偶然にできた。日本では最初寺院で作られ、やがて僧房の納所で作られたので納豆と呼ぶようになった。

食卓のダイヤ・きのこ

人間の食物には動物性のもの、食物性のもの、その他に菌類がある。菌類にも二つあり、菌を利用した加工品と、菌そのものを食べる「きのこ」がある。そのきのこは「からだによい」という基本的な信頼から、先祖から受け継がれてきたダイヤである。

松茸の香を啜ってる土びん蒸し　山田　柳宝

きのこの一種に冬虫夏草という不老長寿の漢方薬がある。清朝時代にチベットから入ってきたもので、セミやクモの屍骸にきのこが寄生したものといわれているが、不老長寿の効果のほどはさだかでない。

しかし、きのこが抗がん剤として高く評価されていることは周知の事実だ。

癌に効くウルトラCが今もない　芦田　天舟

ビタミン類については野菜と異なり、ビタミンCは殆ど含まれていない。しかしビタミンB1は野菜の二・六倍。高齢化の予防に効くビタミンDが干しシイタケには大量に含まれている。

抗ガン作用のナメコ

ナメコおろしあえという酒の肴にもってこいの料理がある。ひんやりとして口当たりがいいので、ついつい酒がすすんでしまう。このナメコにはβグルカンが豊富に含まれている。βグルカンは、高分子多糖類で、免疫力を高め、ガン細胞を身体から排除したり、直接ガン細胞に作用してガンを縮小させる効果がある。

茸狩り紅葉狩りより所帯じみ　古　川　柳

ナメコはなめたけ、なめらこことも呼ぶように、全体がぬめりで覆われている。独特の口当たりが特徴的なキノコで、おろしあえやみそ汁など、淡泊な料理に向いている。

四五日の雨を茸売り荷って出　古　川　柳

キノコは植物繊維が多くカロリーがゼロなので、たくさんの量を食べても、そのために太るということはない。ダイエット食品として最も適している。ナメコは傷みやすいのでびん詰や缶詰を使うといい。

貧乏人の医者　キャベツ

キャベツは「貧乏人の医者」といわれるように一般大衆に愛された野菜の一つ。また「ローマ人が何世紀もの間、医者無しでやってこれたのは、キャベツのおかげである」ともいわれている。

人の子と同じキャベツに出来不出来　山崎　文義

淡色野菜のなかではビタミンやミネラルの含有量がもっとも多い。ビタミンA・B群・C・Kを含んでいる。ミネラルは塩素、カルシウム、ナトリウム、イオウ、ヨードなど。特にイオウと塩素は、強力な胃腸浄化作用がある。呼吸器の浄化作用があるので風邪や気管支炎のときの痰の除去に役立つ。鎮痛、沈静作用もあり、リュウマチや関節痛、痛風などに役立つ。

常連へ足らぬキャベツは手でちぎり　松本　波郎

最も価値あるのは、キャベツには胃腸の特効薬であるビタミンUが含まれていることだ。胃・十二指腸で傷ついた粘膜を修復するほか、肝機能強化にも役立つ。

何をやっても当たらない大根

大根はたくさん食べても、いかなる料理をしても食中毒をおこすことがない。そこから当たらないということを引っ掛けて、下手な役者を大根役者と呼ぶのだそうだ。その大根はタンパク分解酵素のステアーゼ、オキシターゼなどの酵素類や、ビタミンCを多量に含んでいる。

バリッと大根旬のはじける音がする　折田　美沙

大根は、ジアスターゼを多く含むので、非常に消化がよい。また大根には健胃作用があり、食中毒や二日酔いに効果がある。その上、胃液の分泌を高め、消化を促し、便通をよくする。水分が多いのも特徴で、この水分に旨味の成分が含まれている。

おろし大根たっぷり母の処方箋　鶴田タツオ

脂肪分を多く含んだ料理を食べる際には、つき合わせとして大根を食べると、胃腸の調子がよくなる。そのため長寿食としての存在感は大だ。

純白の大根うれし土の愛　智和　雅子

冬の大掃除　竹の子

子供のころ竹の子の皮むきを手伝ったものだ。特別美味しいとは思わなかったが、歯ごたえがなんともいえなかった。

素っ裸になり竹の子の自己主張　高田しかを

竹の子は春に採れる食物だ。冬に溜めた老廃物を吐き出すための食物なのだ。

くすぐってから筍は掘り出され　丹波　太路

竹の子は食物繊維を多く含んでいる。そのため便通を促進し、大便とともに腸内の余分なコレステロール、脂肪、糖分などの余剰物質を排泄し、体の大掃除をしてくれる。そのため体を大掃除する「竹ぼうき」ともいわれている。

雪割って竹の子春を見つけたり　当房　三笠

そのほか竹の子には利尿作用、去痰作用もある。またのぼせを治す作用もある。またハシカの子どもには、竹の子スープを飲ませると、発疹を促し治りを早めてくれる。

肉じゃがの秘密

戦中、戦後の食糧難時代を生き抜いてきた人であれば「いも」のありがたさを知らない人はいない。当時の主食は「じゃがいも」か「さつまいも」で、いやというほど食べさせられたものだ。

漢方では、「健脾益気」といって胃腸を強くし、気力・体力を益し、「利水消腫」といって排尿を促し、むくみをとるなどの効能があるといわれている。

遠い日とおんなじ芋を煮ています　岡崎たけ子

ジャガイモにはビタミンB群やC、カリウム、イオウ、リン、塩素などのビタミン、ミネラルがバランスよく含まれている。ジャガイモのビタミンCは加熱処理しても壊れないという特徴をもっている。

煮くずれのジャガ芋ほっかり山頭火　桜岡不二子

ジャガイモは美容食としてもてはやされるほか、消化の促進、肉の中毒の解毒作用、血圧降下作用があるので肉とのつけあわせに最適だ。

色彩と酸味の引き立て役　トマト

真夏の暑い日に水で冷やしたトマトにかじりつくと、甘酸っぱい味が喉を通過して、暑さが吹っ飛んでしまう。

トマトに含まれるビタミンCやルチンには血管強化作用や拡張作用があるので、短時間で血圧を下げる効果がある。また高血圧や眼底出血の予防になる。

朝もぎのトマト恵みの土匂う　　高橋　貴久

漢方では、トマトは「清熱解毒」作用があるといわれている。そのため体内の余分な熱を冷まし、血液を浄化すると考えられている。また整腸作用があり、便秘の改善に役立ち、健脳効果もある。

脇役の位置でトマトの自己主張　　河野　静子

トマトを毎日二個ずつ食べると体によいといわれている。しかし、日本人の食生活ではそれほど珍重されていない。それは米食生活に馴染んでいないためだ。料理の主役ではなく、色彩と酸味が他の野菜を引き立てるために使われることが多い。

高血圧に茄子

「秋茄子は嫁に食わすな」という俗諺がある。茄子は秋になると成長がよくなって皮も柔らかく、身もしまり、種もすくなく、独特の風味がでてくる。このように美味しくなった秋茄子を嫁に食べさせるのはもったいない、という嫁いじめの諺である。逆に秋茄子を食べさせて嫁の体を冷やしてはいけない、という優しい姑の心を表わしたものとも言われている。

恙なく嫁と秋茄子食べている　高橋　貴久

茄子にはビタミンCが多く含まれている。これによって血管をしなやかにするので、高血圧や血栓症の予防や改善に役立っている。また果皮の色素は、コレステロール値を下げ、動脈硬化を防ぐ。

母を想って糠床の茄子探す　遠藤　泰江

茄子を食べるときは、体を温める作用のある塩や味噌、ショウガとともに食べるとよい。「一富士、二鷹、三なすび」といわれるように吉の食べものでもある。

抗酸化作用のニンジン

子どものころ嫌いな食べ物の一つにニンジンがあった。漢方薬めいた味がしたからであろうか。ニンジンには天然の色素であるβカロチンが含まれている。活性酸素を除去し、免疫力を増強し、種々の感染症やガンを予防することに役立っている。

癌という伏兵もいる五十坂　米田千枝子

ニンジンを常食している人は、食べない人よりも肺ガンの発生率が半分とのことだ。「ニンジンジュースは潰瘍とガンを癒す世紀の奇跡である」といわれている。そのほかカロチンは視力の回復、眼病、皮膚病や肌荒れにも功を奏している。

見て見ない振りの出来ない目が奇麗　宮内　泉都

βカロチン自身もガンを抑制する効果があるが、βカロチンが体内でビタミンAを作り出すためだとも考えられている。またニンジンに含まれるコハク酸カリウム塩には、血圧を下げる作用や体内の有害な水銀を排泄する作用もある。

去痰に効く蕗

我が家の裏庭には蕗が群生している。春になると近所や妹たちが貰いにくる。食べきれないうちに茎が硬くなり、食用には不向きとなる。この蕗にはビタミンA・B1・B2・B3・Cなどのビタミンと、カルシウム、ナトリウム、リン、鉄などのミネラルが豊富に含んでいる。

苦笑いしながら蕗の平を誉め　　古川柳

昔、頭の皮膚病を治すために蕗の葉を頭にかぶったらしい。蕗には精油と苦味成分も含まれており、食欲増進作用や健胃作用がある。また、サポニン、コリン、タンニン、酒石酸などが含まれており、これらが総合的に作用して、気管支粘膜から粘膜の分泌を促進し、痰の切れをよくする。

雪どけを待つよろこびの蕗の薹　　神田　格

蕗の薹は春を告げる野菜の一つである。フキを「款冬」と書き「厳しい冬でも、雪を押しのけて芽吹く」という意味が込められている。

野菜の王様ほうれん草

野菜の王様はほうれん草だ。人気アニメのポパイが食べていたのもほうれん草だった。超健康食品といえよう。その成分はタンパク質、脂肪、炭水化物、粗繊維、カルシウム、ナトリウム、カリウム、リン、鉄、亜鉛、マグネシウム、ヨード、銅、マンガン、ビタミンA・B1・B2・C・D・E・K、葉酸、βカロチン、ニコチン酸、リジン、トリプトファン、シスチンなど栄養源の宝庫である。

野菜好き嫁遺伝子にこうるさい　田口　一香

その薬理作用には、養血、止血、通便などの作用があり、膵臓からの分泌を促進し、消化を助ける。また脳下垂体ホルモンの分泌を正常化して、内分泌全体のバランスを正常に保つ働きがある。

人間も野菜もみんな旬がよい　一色美穂子

さらに豊富に含まれる葉緑素のクロロフィルは、血液中の有毒物を浄化し、特にダイオキシンの排泄を促進することで知られている。

真夏の幸せ　西瓜

真っ赤に熟れた西瓜に顔を埋めるようにかぶりつく。その甘さは乾いたのどを神の水のように癒してくれる。この世の中で、幸せという哲学があれば、炎天の下でかぶりつく西瓜に与えても良いような気がする。それだけ人間に活力を与えてくれる。

かぶりつく西瓜に嘘のない甘さ　　古川知世子

貝原益軒は「残暑いまだ退かざる時に、このもの盛んに出ず。世人これを食ひて暑を消す」、また「人を益すること強し、麦門冬（滋養強壮薬）に似る」とある。西瓜は排尿を促すことによって、種々の症状に効く。また強力な利尿効果によって、むくみ、高血圧、心臓病、腎臓病に効を奏する。

きまぐれの祖父が西瓜を抱いてくる　　佐野貴代子

西瓜は漢方でいう体を冷やす「陰性食品」である。このため解熱作用、発熱性の病気、利尿と解熱が必要な膀胱炎に効く。九〇％以上が水分のため、夏場の水分補給にもってこいの果物である。

万病に効くリンゴ

子どものころおなかをこわしたり、病気になったりすると、お母さんがリンゴをすって食べさせてくれた。リンゴは消化がよく、離乳食や病人食として重宝がられていた。それは体の中の水分の流れをよくし、のどの渇きを止める働きや腸を丈夫にして下痢を止める働き、胸の不快感を治す働きがあるからだ。

酸欠の夫婦リンゴへ浄化され　内田　昌波

リンゴに含まれるポリフェノールには強力な抗酸化作用がある。なおリンゴの抗酸化作用は皮の真下に濃縮しているので、皮をむかずに料理に使うのがよい。実際リンゴにはビタミン類、同化されやすい糖類、酵素、有機酸、ミネラル類がバランスよく含まれている。

戦後史へリンゴの歌の泣き笑い　児玉　幸子

血中のコレステロールを下げるペクチンや腸内の善玉菌を増やすオリゴ酸など種々の病気の予防、改善に役立っているのもリンゴだ。

大衆に愛されるバナナ

昭和三十年代の子供のころはバナナといえば運動会かお祭りでなければ口にすることができないほど高価な果物であった。それが現在では最も安い果物として、また栄養物として大衆に愛されている。特に子供の人気が高い。それは皮を剥くことが容易であること。甘味が強く、そして柔らかいこと。満腹感があることなどの理由からだ。

胸はった頃もあったというバナナ　折田　芙沙

バナナ二本でご飯一杯分にあたるカロリーがある。消化もよく、病人や子供の栄養食品として適している。ビタミンB1・B2・Cなどのビタミン類、カルシウム、カリウムなどのミネラル類がバランスよく含まれている。

東西南北とバナナの皮をむき　猪原　石荘

バナナには、食物繊維も豊富に含まれているので、便秘によい。最近では、血液中の白血球を増やし、免疫力を上げることがわかってきた。

長寿遺伝子と赤ワイン

少し年齢の離れた女性をワインバーに誘う。当然にヌーボーの赤だ。乾杯のグラスの音も新鮮な感じがする。赤ワインにはポリフェノールが含まれている。そのなかのレスベラトロールというポリフェノール成分が長寿遺伝子産物に作用して、細胞の寿命を延ばしてくれる。細胞の寿命を延ばしているということは老化を防いでいるということだ。いつまでも若くいたい女性をワインバーに誘ったのは間違いでないようだ。

お開きにまだしたくない赤ワイン　原　久美子

さらに赤ワインは、善玉のＨＤＬコレステロールを増加させるポリフェノールが白ワインの一〇倍も入っている。またポリフェノールは心臓病、脳梗塞、ガンの予防に役立つほかストレス解消にも役立っている。また造血成分の鉄も豊富に含まれている。

とっときのワインを抜いたいい知らせ　杉村　鐐一

長寿遺伝子の活性化は毎食グラスに一杯とのこと。

高カロリーの牛乳

戦後、北大の第二農場でアルバイトをしたことがあった。帰りに賃金の他に脱脂乳を一升をくれた。それを待っているご婦人がいて脱脂乳を買ってくれた。もちろん買う本人は牛乳だと思っていた。母乳の出ない母親にとっては牛乳は子育てに欠くことのできない栄養食品である。

信心のように牛乳噛んで飲む　小林　光夫

牛乳は完全栄養食品だ。タンパク質、脂肪、ビタミンA・B1・B2、マグネシウム、マンガン、リン、カルシウムなどビタミン、ミネラルを豊富に含んでいる。しかし、飽食の時代には摂取カロリーが過剰となって敬遠されている。

牛乳とパンに番茶もいる日本　山田　散水

栄養過剰病は肥満、糖尿病、痛風などで、それが原因となって脳血栓、心筋梗塞、肺ガン、大腸ガン、乳ガンなど欧米型の病気の原因となっている。その点、アルバイト時代の脱脂乳はよかったと思う。

認知症予防に緑茶

家庭を訪問すると、まずお茶を出されるのが日本人の仕来たりである。それから目的用件を話したり、雑談に花を咲かせる。一服のお茶には疲れを癒し、心身を爽快にする働きがある。漢方では「血を清め、尿を通じ、食欲を益す」ともいわれている。

ポットから無手勝流のお茶をたて　山本　一途

緑茶に含まれるカテキンは、脂肪代謝を改善し、血中コレステロール、中性脂肪を低下させる働きがある。またカテキン類は活性酸素を除去する作用があり、万病を予防するといわれている。また含まれるカフェインは覚醒作用、利尿作用、ストレス解消にも奏功する。さらにビタミンCが豊富にあり、風邪の予防や美肌に効果がある。

その話すきですお茶を入れて来る　野瀬　喜達

緑茶に含まれるエピガロカテキンガレートに認知症を予防する効果があることが最近わかった。ただし、体を動かさない人が飲み過ぎると有害となる。

「薬食い」の牛肉

人間の活力となるタンパク質といえば牛肉である。江戸時代には日本人は食べなかったが、徳川家康などは「薬食い」と称して食していたとのことだ。川柳にもうたわれている。《五段目を蛇の目に包む麹町》。五段目とは猪の肉のこと、蛇の目は昔の傘の紙のこと、麹町は獣肉屋があったところ。漢方でも、肉は「胃腸の働きを補い、筋力を益し、排尿を促し、むくみをとる」とある。

魚屋に来て牛肉に気が変り　石橋　陸朗

牛肉は必須アミノ酸を豊富に含む良質のタンパク源である。ビタミンB２や鉄分が多く含まれている。洋の東西を問わず、病気の回復には牛肉スープや牛肉粥が体力回復の妙薬として使われている。

喪がとけた日を牛肉に目を細め　中居　春酔

病後虚弱、食欲不振、唇が白い、顔色につやがない、下痢、手足の冷えなどに肉のスープを飲むといい。ただし、「薬食い」程度にしたい。

コラーゲンの豚と鶏肉

抗酸化物質は動物の肉にも含まれている。鶏の手羽先、豚足、牛テールにはコラーゲンが豊富に含まれている。肌の弾力にはコラーゲン、エラスチンなどの膠原繊維が不可欠で、シワのたるみを防ぐためにもコラーゲンの原料を積極的に摂取する必要がある。

子豚コロコロ流通機構など知らぬ　安井　久子

豚のばら肉は、栄養価が高く、ビタミンB1が豊富に含まれている。漢方でも「腎気補益」といって体力・免疫力増強と解毒、解熱に効果がある。

鶏が機械に見える一万羽　窪田　善秋

鶏肉はくせのない味だ。タンパク質も豊富に含まれ、そのうえ廉価だ。タンパク質が100g中24g、脂肪が0.7gと低脂肪食品だ。ビタミンAの含有量は牛肉・豚肉の十倍もある。漢方で鶏肉は「肝、肺、腎を補い、風を除き、湿を遂い、気を温める。婦人の諸病、諸傷によい」とされている。

chapter 04

百歳のライフスタイルを考える

百歳力をつける

そもそも健康でいることとは

長寿という言葉の裏には健康という言葉が付きまとっていることだけは確かだ。それでは健康とはいったい何を標準にしていうのであろうか。国語辞典によると「身体に悪いところがなく心身がすこやかなこと」とある。

健康な卒寿粗食という回顧　山内　悦次

世界保健機関の保健憲章によると「たんに病気や虚弱でないということではなく、身体的にも精神的にも、また社会的にも申し分のない状態」をいう。

健康という美しい朝がくる　坂本　高士

人間の健康には健康管理が必要だ。日常生活のなかにあって疾病の早期発見、予防接種、衛生管理、生活環境の整備などの予防医学が重要だ。

それには健康的生活の送り方を身につけなければならない。その健康的生活とは日常の運動、食生活のバランスはいうにおよばず、精神的、衛生的にも注意を払わなければならない。

六つのライフスタイル——食事・運動・肥満対策

健康を保つためには六つのライフスタイルをどう設定するかがポイントとなる。すなわち食事、運動、肥満対策、睡眠、余暇、嗜好品だ。

栄養のないのもつくる栄養士　斉藤　史郎

健康を維持するには一日三十品目の栄養バランスが必要だ。その上、腹八分目でよく噛んで食べることだ。「腹八分に医者いらず」だ。

出来るなら終点までも万歩計　竹中　庄三

健康を維持するためには、運動をして体力をつくっておかなければならない。そこで毎日できる運動は歩くことだ。エレベーターやエスカレーターを使わないで階段を使うことだ。

飽食のはざまで愛を食べこぼす　藤本久美子

健康維持には肥満対策が必要だ。早食い、ドカ食い、ながら食いが肥満の原因だ。太っている人は、一口にほおばる量が多く、咀嚼回数が少ない。これが肥満の原因になるのだ。

六つのライフスタイル—睡眠・余暇・嗜好品

ライフスタイルについて続けよう。

睡眠をしたから沸いてくるファイト　清水浩一郎

健康には睡眠による疲労回復が大事だ。睡眠中にはからだの働きが休息状態になり、全身の司令塔である脳が、活動をほぼ休ませる。そのため各器官も休み、疲労を回復させるのだ。

自画像の彩はくらしの余暇で溶く　永津　短夜

休息には「積極的休息」と「消極的休息」がある。ポカンとしているのが消極的休息で、レジャーなどが積極的休息だ。また趣味をもつことがこれからの高齢化社会には必要なことだ。

酒とろり胸のマグマも眠くなる　野尻　睦子

嗜好品にはいろいろあるが、成人病と関係の深いものといえばタバコと酒だ。タバコは適正喫煙というものはないが、酒には上手な飲み方がある。適量の酒はストレスの解消になる。そして時間をかけてゆっくり飲むことだ。これが酒を健康に飲む秘訣だ。

ストレスフリーとは

長寿の秘訣の一つに日常生活にストレスのないことが重要だ。いったいストレスとは何なのだろうか。ストレスとはもともと物理学の用語で、外から力が加わった物質の内部に生ずるひずみのこと。一般的には「刺激」と考えられている。普通ストレスという場合、健康を害するものをさして使われている。

遊んでて別のストレス溜めて来る　喜田　弘一

ストレスの正しい言い方はストレス刺激「ストレッサー」という。それに対しておこる反応がストレスという。このストレスを解消するには、何事もプラス思考でいること。嫌なことは気にしない、こだわらないこと。

ストレスも一緒に洗う洗濯機　河端冨美子

ストレスをなくするコツは夫婦仲良くすることだ。夫婦仲良くすることによってたいていのストレスが解消する。夫婦喧嘩はストレスが溜まる原因になる。

ストレスという名の刺激を受けて

ややもすると楽を求めようとするのが老いの生活といえよう。これはただ老いを背負い込むだけだと心得たほうがいい。いくつになっても何事にも挑戦する心が必要だ。いい意味での興奮を伴う人生が最大の老化予防対策といえよう。この挑戦の心が毎日を楽しくしてくれる。

神に挑戦絵馬たかだかとあげておく　　中村トシ子

一つのことに打ち込むことによって、次々に新たな興味や疑問が湧いて来る。この刺激の繰り返しが、切れかけた脳神経細胞を再びつなぎ、脳を活性化する。そしていつまでも気持ちの若さを保ち話題も増え、人の付き合いの輪も広がってくる。これは適度なストレスが人生を楽しくさせていることになる。

ストレスへ遊び心を教えとく　　森本　文子

快老生活を実現するためにはスパイスとしてのストレスが必要だ。極度のストレスは心を蝕むが、適度なストレスは快老生活に欠くことのできないものだ。

快老生活には好奇心

長寿にとってもっともたいせつなのは快老生活だ。何事にも好奇心を持つことだ。人間が万物の霊長として進化してきたのは他の動物にはない脳をもっているからだ。特に大脳皮質が発達して、何事にも好奇心を持つようになったからだ。この好奇心を持たなくなったら老いが始まった兆候ということになる。

うたかたの命をもやす好奇心　荘司　珠梨

好奇心を持つということは脳を活性化することにつながる。好奇心を失わない人は、年齢に関係なく何歳になっても若々しく瑞々しい心を持つことができ、痴呆症とは無縁なことに繋がっていく。

好奇心だけは老妻衰えず　中野砂風呂

人間は好奇心によって成長する生き物なのだ。この好奇心こそ齢を重ねれば重ねるほど失われやすいものだけに、大切な財産として持ち続ける努力をしなければならない。

「笑う人」は脳が若返る

人は笑うと、口元が緩み、目尻が下がる。明るい表情となるのだ。この表情をつくっているのは表情筋と呼ばれる筋肉だ。そしてこの筋肉を動かすよう信号を送るのは大脳新皮質の下にある大脳基底核だ。喜怒哀楽の元になる情動を支配しているのが、この脳だ。

百歳の手をとりあった笑いの輪　中河　忠

笑いは血液の循環をよくするし、体内の免疫力を強化する。そして人間関係もよくなる。よい人間関係ということは、よい脳関係ということだ。人付き合いを演出するのも脳だ。無表情では脳は快活にならない。

百歳ばんざいサプリメントは知らぬまま　山本　雪子

脳の元気は朝にあるのだ。脳の活動を強めるドーパミンは、寝ている間に脳に蓄積される。つまり午前中から午後の早い時間にかけて仕事をするのが、もっとも理にかなった脳の使い方といえるのだ。

脳トレには川柳

毎日新聞の平成二十年一月十九日付けに「脳トレ川柳」が掲載されていた。選者としての指南役は東北大教授の川島隆太だ。投稿者のなかに九十歳を越した方が二人いた。

道楽がクスリとなってまだボケず　関野　冠者

九十三歳の方だ。脳機能の低下を抑えるには脳を使いつづけることだ。人間の脳内には何十兆個という神経細胞が詰まっている。神経細胞にはさまざまな情報を伝達する連結の役目を果たしている「シナプス」がある。そして神経細胞から神経細胞への伝わりやすさを調節している。このシナプスは周りの環境の変化に応じている。人が何歳になっても環境に適応できるのはこのシナプスが柔軟性を保っているからだ。

犬に餌やったかどうか犬に聞く　中野　憲夫

九十歳の方だ。最近、脳細胞が再生することがわかった。そのためには脳を鍛えなければならない。

適正な睡眠時間

睡眠というのは不思議なもので、十時間寝ても眠いこともあれば、十分寝ただけでスッキリすることもある。それでは何時間寝ると長寿に結びつくかというと七時間という研究結果が出ている。一般に人間は八時間寝るといわれているが、この研究では七時間睡眠をとる人より15％も死亡率が高いことが報告されている。

熟睡をしたから沸いてくるファイト　志水浩一郎

七時間という平均的な睡眠時間を守れる生活環境にいる人は統計的に長生きできる環境にいるといえよう。それは睡眠中に成長ホルモンのほかさまざまなホルモンが分泌されるからである。「寝る子は育つ」といわれるように成長ホルモンの70％は寝ているときに分泌される。

大の字に寝ると充電すぐできる　高橋　紀代

睡眠ホルモンのメラトニンは免疫力を向上させ、ガンや老化の予防効果があるといわれている。

睡眠誘導ホルモン　メラトニン

メラトニンとは睡眠を制御しているホルモンである。日中に光にあたることによって、脳の松果体で作られる。その濃度は赤ちゃんの頃が最も高く、十歳以降は減少を続け、六十歳以降では半分に減少する。高齢者がよく眠れないという原因はメラトニンの減少によるものだ。

いつに間に寝た仕合せな人の顔　伊志田孝三郎

メラトニンは、トリプトファンというアミノ酸が変換されて作られるため、トリプトファンを摂取することによって、間接的に体内でメラトニン量を増やすことができる。トリプトファンは体内では作ることができないので、不眠症の人は、これを多く含む牛乳を飲むかサプリメントを摂取することだ。

とっときの芸ですどこででも眠る　鷹野　青鳥

メラトニンには、睡眠誘導作用のほかに、ビタミンEの二倍という抗酸化作用がある。そのほか、免疫能力の向上作用やガンや老化予防に効果がある。

アンチエイジング

最近、新聞の広告などにアンチエイジングということばがしきりに出てくる。抗加齢という意味で、誰しも歳をとると体力が衰え、免疫力が低下する。さまざまな病気に悩むことがある。できれば老化を遅らせ、健康な高齢者になりたいものだ。

飲むといい飲まぬともいい長寿法　尾鍋　呉人

アンチエイジングとは単なる若返りが目的ではなく、健康的な加齢を目指すことだ。若く健康であった状態を維持しながら歳をとることが目的だ。アンチエイジングでは、肌年齢、血管年齢、神経年齢、ホルモン年齢、骨年齢のバランスを保つことが基本だ。活性酸素の量や免疫力の低下、ホルモンの分泌低下などは、日常生活と深く関わっている。

踵から肘から女老けてゆく　北沢　雅子

栄養バランスを整える方法にサプリメントの使用がある。特に活性酸素を分解するビタミンCやEをもったサプリメントを使用するとよい。

長生きとホルモンバランス

人間誰しもが元気で長生きをしたいと思う。現実に百歳を越えても元気で活躍している人がいる。その長生きの要因を研究してわかったことは、三つのホルモンのバランスが大切だということだ。そのホルモンとはいったい何者なのだろうか。

薬草が効いて来たよな古希の恋　宗　弘

それは筋肉が元気になるホルモン、血管が元気になるホルモン、脳が元気になるホルモンの三つだ。これをむずかしくいうと、筋肉を元気にするインスリンの働きをよくして、血管を元気にするアディポネクチンというホルモンを上げていくと、脳が元気になるＤＨＥＡＳも上ってくることがわかった。この三つのバランスを維持することが必要だ。

デパートで百歩は稼ぐ万歩計　須崎　八郎

このホルモンの大切なことは小さな脂肪細胞ほどたくさんのアディポネクチンを出し、太ってくると減ってくる。それを高めるには運動しかない。

抗加齢医学におけるホルモン研究

老化を防止し、若さをできるだけ長く楽しむためには適当な抗加齢療法が必要だ。それには高齢者の生活の質を高める処置をほどこさなければならない。特に内分泌系におけるホルモンの分泌をコントロールしなければならない。女性ではエストロゲンが低下するのでそれを補わなければならない。また男性ではテストステロンだ。しかし、これらのホルモンは発ガン作用があるので慎重に使用しなければならない。

癌研はなにをしとるのか癌すすむ　　上妻　炎志

抗加齢医学はいま研究が世界的に進んでいる。その中で三つのスローガンがあげられている。その①は病気にならない。②は年をとることが遅い。③は百歳までは死なない。これにはホルモンの研究が必要なのだ。エストロゲンやテストステロンの研究によって百歳健康説も夢ではなくなる。

神がくれ神が見捨ててゆくいのち　　定本イツ子

不老不死の可能性

人間の細胞のなかに分裂回数を決める「テロメア」という部分がある。テロメアは、染色体の両端に存在して、細胞の分裂をカウントして、その回数を制限する働きを持っている。一定以上に短くなると分裂が停止する。これが老化への原因となっている。

若い気を体のほうが謀反する　藤本　巌

人間の細胞について調べてみると、老人になるとテロメアのサイズが短くなっている。この短縮が人体のさまざまな老化現象を引き起こしているという。それではテロメアを人工的に増やして回復させ、若返ることができるのか、いま研究が進められているところだ。

老いてなお希望のかけら持ち歩く　里中　秋泉

いまのところテロメアを伸ばす方法について研究された結果、ガン細胞が無限に増殖することがわかった。若返りのために移植した細胞がガンになってしまう。いずれは人間若返法が生まれることだろう。

ガン細胞と闘う

人間は少しでも長生きしようと、さまざまな延命方法を考えてきた。その結果寿命は延びてきたが、死亡原因としてのガンの比率が高まっている。老化による死は免れたとしてもガンによる死が増えている。今や人間は老化とガンのはざまで生きているということができよう。

がん告知生きる覚悟に死ぬ覚悟　植木　日召

その原因は老化を防ぐための細胞にあるといえよう。細胞は基本的には無限に増殖することになっている。しかしさまざまな原因で壊れた細胞がガン化する可能性がある。そのガン細胞を殺すといいのだが、ガン細胞だけを殺すということは非常に難しい。ガン細胞でないまわりの細胞も殺す結果になる。

恍惚と癌のどちらを選びます　横路　福夫

ガン細胞を殺す方法としては現在、抗ガン剤を使った化学療法、手術でガンを取り出す外科的療法、そして最新医学の免疫療法がある。

ダイエットで寿命が延びる

栄養を摂ることは生物にとって重要であることはいうまでもない。何も食べなければ生物は死んでしまうように、栄養が足りなければ生命の維持に問題が起きるはずである。しかし、不思議なことにどんな生物でも通常食べている量を二～三割減らしてみると、逆に寿命を延長しようとする働きが起こるのだ。

添え書きにカロリーがある新メニュー　成島　静枝

それはカロリー制限によって寿命を延ばせというシグナルが全身の細胞に送り出されるのだ。つまり、食物がなくなると飢餓状態が発生し、少ないカロリーでなるべく長生きして絶滅を防ごうとする自然の仕組みが人間にもあるのだ。

究極のグルメ茶漬けに辿り着く　布施　蘇公

毎日一〇の量を食べている人が、八の量に減らす。最初は足りない感じがするが、体が八で十分なように変化していく。やがて八の食料で元気になる。これが寿命延長作用につながる。

必要なカロリー摂取量

歳をとるにつれて、カロリーの所要量は減る。六十歳以上の人の16％が一日千キロカロリー未満しか食べていない。これは単に歳のせいではなく、運動量が減っているためだ。また歳をとってから若いときと変わらない食事を摂り続けると太ってしまうのは当然。若い人に比べて高齢者の体脂肪が高いのは、カロリーの摂りすぎと筋肉が減少したためだ。

オバさんのランチパセリも残らない　星野　かよ

体の機能を維持するために一日に最低約千キロカロリーが必要だ。しかしこれは人によって異なり、運動量によっても違う。食べた量は全てカロリーとして体に吸収されることを憶えておくことが必要だ。

羨むなこの体重が毒である　伊東　無情

カロリーの摂りすぎは肥満に結びつく。肥満すなわち食べすぎだ。これらの人々は百歳まで生きることはほとんどない。しかし痩せることができれば可能だ。

長寿の敵　過飽和脂肪酸

三大栄養素のうち最もエネルギーが豊富なのが脂肪だ。一グラムで九キロカロリーもある。炭水化物が一グラム四キロカロリーだから倍以上だ。余分な脂肪は体内に蓄積され肥満の原因となる。これを防ぐには食事療法しかない。

退院の目に美しい秋野菜　佐々木鳳石

脂肪を減らす食事をするには次の点に注意しなければならない。①肉は赤身を食べる。鶏肉や魚を食べる。②目に見える脂肪は取り除いて料理する。③茹でるかオーブンで焼く。油で焼いたり揚げたりは止める。④肉を摂り過ぎないで野菜を食べる。⑤低脂肪乳かスキムミルクを飲む。チーズを食べる。⑦ドレッシング、ポップコーンのバターに注意。

朝市の魚跳ねながら客を待ち　秀島　千代

動物性脂肪に多い過飽和脂肪酸はコレステロール値を上げる。それが長く続くと高脂血症となり動脈硬化、狭心症、心筋梗塞、脳梗塞などを起こすのだ。

必要な脂質だってある

ダイエットの敵といわれている脂質、脂、油、コレステロールだが、一方で脂質は体に欠かすことのできない栄養源なのだ。脂質は、飽和脂肪酸と不飽和脂肪酸に分かれている。飽和脂肪酸は冷えると固まる不透明な油で、主に陸上動物の油だ。不飽和脂肪酸は冷えても透明な油で、主に植物に含まれている。

旬の秋明日にのばすダイエット　首藤　弘明

自然界にはさまざまな種類の脂肪酸が存在している。また私たちの体内にも多くの脂肪酸が存在している。体内で働いている脂肪酸の多くは体内で作られているが、体内で作り出せず、食事から摂取する必要があるのを必須脂肪酸という。

ガン告知ポカンと昼の月が浮く　横澤あや子

必須脂肪酸の一つ、不飽和脂肪酸ではＥＰＡやＤＨＡが作り出されている。これは血管の柔軟性を維持し、発ガンの可能性を減らす効果がある。

なぜウォーキングは健康によいのか

長寿の秘訣はどの本を読んでも歩くことと書いてある。ウォーキングはなぜ健康によく、老化を防ぎ、長寿につながるのであろうか。

これはつまり歩くことが脳によいからだ。大腿筋の運動は脳を刺激するし、歩行のリズムが心を軽快にして、これまた脳を刺激する結果につながるからだ。

歩いて歩いて神の答えにたどりつく　野尻　睦子

足には、つま先にある第一趾骨関節から大脳新皮質の体性感覚野まで真っすぐにつながる神経路がある。重心を前にかけて地面を確り踏みしめて歩くと、この神経を通して脳を直接刺激するのだ。年を取っても足腰が丈夫な人は若い。それは歩くことによって脳が刺激されるからだ。

出来るなら終点までも万歩計　竹中　庄三

一日一万歩が健康にいい。それもそろそろでなくテクテクだ。歩くリズムが心臓の鼓動に近づくことによって脳を刺激し、ストレスを解消するからだ。

ウォーキングの効果

ウォーキングの効果はこれだけではない。
ウォーキングは内臓の脂肪を減らしてくれる。糖尿病や高血圧といった生活習慣病の併発を防ぐためにも、内蔵脂肪はためないに限る。

止まったら虹が消えそうただ歩く　　寺中三枝子

また、有酸素運動で持久力をアップすることができ、肥満の改善や筋肉と骨の強化、代謝の向上に役立つ。また心臓の収縮力が向上し、多くの酸素を体に取り入れることができる。

右脳を春の演歌で塗りつぶす　　中前　幸子

さらに、脳の健康にもつながる。脳は多くの酸素を必要とするため歩くことにより脳への酸素供給量が増える。また歩いていると耳、目、皮膚など全身で情報を処理するため、脳によい刺激をあたえる。
そして足は第二の心臓といわれている。足腰の筋肉が収縮すると血液が循環し、心臓の働きを助けるからだ。ウォーキングは足腰の筋肉を活発に使うので、血流の促進に効果的だ。むくみや肩こりが緩和されるほか、老廃物が排出されるので免疫機能が活性化される。

　空っぽの身からも錆は出続ける　松原　仙笑

さらに、ウォーキングは脳に幸福感を与える。少しきつめのウォーキングをすると、苦痛が和らぎ爽快感や幸福感がもたらされる。それは脳内にβーエンドルフィンという物質が分泌するからだ。適度な疲労感により、眠りが深くなり、食欲不振が改善されるという効果もある。

　快眠快食爽やかな風に合う　加茂　如水

最後にウォーキングは姿勢を良くする。二足歩行は体のバランスが基本。左右対称の動作で、体のゆがみを取り、全身のバランスを整えてくれる。

　喝采はないが夫婦の歩が揃い　徳永　利夫

　自家用車持たぬ明治の歩く意地　中尾　省

　踵からうきうき春が訪れる　岡　ま津枝

　足だけになって夕陽を父帰る　奥　豊价

いいことずくめの入浴

日本が長寿世界一になったのは入浴法にあるといわれている。首からすっぽりと湯に浸り、ゆっくりのんびりと入浴を楽しむ。これにより血液循環がよくなり、特に心臓から遠い部分の末梢循環が改善されるのである。老化現象とはこの末梢循環が悪くなった状態のことをいう。その末梢循環を改善する最良の方法は入浴なのだ。

とけるほど長い静かな母の風呂　　梅原　憲祐

自宅でリラックスして入浴を楽しむのは立派な健康法だ。温泉であればなおのことだ。お湯に含まれる種々の成分が、水道水よりもはるかに効力を発揮する。自律神経を安定させストレスを解消する。また更年期障害、リュウマチ、痛風、関節炎、神経痛などに効果がある。

温泉の何が効くのか元気づき　　村上　和楽

いいことずくめの入浴、そして温泉。日本人ならではの健康法といえよう。そこに長寿世界一が秘められているのかも知れない。

日本人に生まれた幸せ

温泉についてもう少しみてみよう。温泉は日本人として生まれ、日本国に住んでいて良かったと思うことの一つだ。幸いなことに日本は世界一の温泉国。温泉に浸かり娑婆の苦労の垢を落すのも日本人ならではの生活といえよう。

その上、温泉療法といって、健康、長寿に役立っている。その方法にはいろいろあるが、主に入浴療法と飲用療法がある。

露天風呂童女に還る母の眉　齊藤由紀子

温泉療法といっても万病に効くものではない。温泉の泉質に適した療法を選んで療養することが必要だ。温泉療法は慢性疾患に効くのであって、急性、特に熱性疾患には禁忌である。

温泉通成分表を先ずながめ　関　玉枝

一般に温泉療法の適応症は、筋肉リュウマチ、神経痛、神経麻痺、脳溢血後の半身不随、慢性胃腸カタル、外傷による関節障害など。さらにストレス解消にはもってこいの療養法だ。

食べ物からはじまる不老不死

「名医とは、病気を治すことよりも、いかに病気を予防する技術に長けているかである」とは古来から中国の医家を評価する際の基準と思想である。老いを避けて通ることは誰にもできないが、老いを遅らせることは可能だ。

老いてなおタブーを犯すこころよさ　　永井　東北

「不老不死」は古代中国人の永遠のテーマであった。中国の宮廷には「食医」「疾医」「瘍医」「獣医」の医家たちがいて、その中で「食医」が最上位に格付けされていた。いかに皇帝たちの口にかなった美味で身体に良い食事を考えるかに日常腐心していたかがわかる。「医は食なり」はまさに世界の予防医学に先駆けていた。

しきたりは良きかな箸へ掌を合わせ　　末次　長久

「薬は食物の力を借り、食物は薬の効能を助ける…」。よい食物は身体の組織細胞を作り上げ、強いエネルギー源となる。私達の身体はよい食物によってのみ構成されているのだ。

サプリメント

最近、「サプリメント」という言葉が流行っている。現実にその効果が評価され一般に愛用されている。「サプリメント」とは「日々の補充」ということ。「食事で摂れなかった栄養素を補給するもの」という意味だ。その中でもっとも愛用されているのはビタミン類だ。

ビタミンへ母神経をすりへらし　石橋　陸朗

ビタミンとは、炭水化物やたんぱく質、脂質、ミネラル以外のもので微量ではあるが人体に必要な物質で、人体の中で作ることができないもの。ただビタミンDのように、体内で作り出せるものもある。

ビタミンC夏の美白に欠かせない　跡治　幸子

最近は、次々と新しいサプリメントが登場してきている。もともと医薬品だったものが、サプリメントとして販売されるようになった。これらの安全性は証明されているが、効能については科学的根拠が乏しいものがあるので注意したい。

肌の再生効果　ビタミンA

ビタミンAはウナギやレバー、乳製品など動物性食品に多くふくまれている。体内に取り込まれたビタミンAは、肝臓のなかの細胞に蓄えられる。そして血液中の濃度がいつも一定になるように調整させる働きをもっている。

いのち寄せ合い死期を悟っている鰻　村尾いさむ

ビタミンAは、肌に含まれていて、肌の老化に関わっている。肌に含まれるビタミンAの量は、子供のときにもっとも多く、年齢とともに減少していく。ビタミンAは肌の新陳代謝を促進し、紫外線などで肌がダメージを受けたときは、皮膚細胞の再生を促し、日焼けをしたときは、皮膚細胞を再生させる。

ビタミンの補給にくぐる縄のれん　山本　義明

ビタミンAは、ガンの発生を抑制する効果がある。またニンジンなどの植物に含まれているβカロチンは体内でビタミンAを合成するのでガンの抑制に効果がある。

さまざまなビタミンB

ビタミンBという名称がなにかにつけて出てくる。それにB1、B2……などと数字がついている。なぜ、こんな数字がついているだろうか。またビタミンB総合体という名称もときどきでてくる。いったいビタミンBには何種類があるのだろうか調べてみることにしよう。

ビタミンの宝庫よ秋の市場かご　中原　操雪

ビタミンB類は、現在では八種類の物質が発見されている。その発見された順番がビタミンについている番号だ。しかし、1、2、3、5、6、7、9、12ととびとびになっているのは発見後に同じ種類であったり、ビタミンでなかったりしたためだ。

ビタミンの何が足りない非行の子　江畑　哲男

ビタミンB類はB1はチアミン、B2はリボフラビン、B3はニコチン酸、B5はパントテン酸、B6はビリドキサン、B7はビオチン、B9は葉酸、B12はシアノコバラミンのことである。

脳の老化防止　ビタミンＢ９

ビタミンＢ９である葉酸は赤血球の形成の促進を促し、ビタミンＢ12と共に貧血の予防に効果がある。また胎児の成長過程に重要であることもわかった。また、葉酸は老化への関わりあいがあることも報告されている。葉酸が不足すると動脈硬化を引き起こす原因にもなるとのことだ。また葉酸を摂取している人は、心臓疾患発症の危険性が減少することも報告されている。

血圧は無言の殺し屋だとカルテ　早川　白帝

最近、葉酸が脳の老化を防止するのに有効であるという研究が報告されている。葉酸を毎日飲んでいると、記憶力と認知速度が五・四歳、情報処理能力が二歳若いとのことだ。

はっとするようなみずみずしい記憶　金川朋視子

ビタミンＢ類の必要とされる量はそれほど多くないので足りなくなることはほとんどないが、偏った食生活、消化管や肝臓などの障害などで欠乏することがある。

老化抑制のビタミンC

若さを保ち老化を防ぐ物質にコラーゲンがある。これを作るために必要なのがビタミンCだ。このビタミンCは人間の体内で酸化を防ぐ以外にさまざまな働きをしている。副腎や脳、眼球に多く存在する。副腎におけるホルモンの合成にはビタミンCは欠かせないものである。

ビタミンが豊富と聞いただけで買い　　久野　紀子

体に必要なビタミンCの量はそれほど多くなく、少量をこまめに摂取することが効果的だ。一日に必要なビタミンCの摂取量は250㎎だが、六時間で体外に排泄されてしまう。そのため、一日、四回に分けて摂取するとよい。

容姿端麗ビタミン減った野菜たち　　平野こずえ

ビタミンCは細胞分裂の老化を抑制させる役目をしていることが最近わかった。また血管細胞のビタミンCの誘導体を加えたところ細胞の老化を遅らせることもわかった。ビタミンCこそ老化防止の根源であるといえよう。

ビタミンDで骨の形成

ビタミンDという骨を作るために重要な役割をはたす物質がある。ビタミンD自身は食物から摂取するものではなく、体内で作り出されるものである。しかし、その元となる物質のプロビタミンDが必要だ。プロビタミンDが体内に取り込まれた後に、紫外線照射を受けてビタミンDとなる。

ホットミルク頼む男の自己主張　永井　玲子

ビタミンDは、さまざまな仕組みで骨の形成に関わっている。まず、血液中のカルシウム量を増やす働きをしている。また、食物からのカルシウム取り込みを促進するように消化管の細胞に働きかけている。そして、骨を作る骨細胞を活性化させ、骨の分解を促進する副甲状腺ホルモンの分泌を抑制することで、骨の生育を促進している。

子に残す骨だ背すじはまげられぬ　野尻　睦子

ビタミンDは、筋肉に対する効果もある。また皮膚や免疫系細胞の分化制御にも関与している。

ガンや動脈硬化にも　ビタミンE

ビタミンEは、ゴマなどに含まれる脂溶性の抗酸化ビタミンである。脂溶性であるために細胞の中に入っていくことができ、ビタミンCよりも細胞の老化に密接に関わっている。一日の目標摂取量は男性が9㎎、女性は8㎎とされている。大量摂取によって前立腺ガンや動脈硬化の予防、心臓疾患の抑制、アルツハイマー病の進行緩和などに効果がある。

心臓の弱さ月ばっかりを褒め　　石橋　陸朗

ビタミンEは、微妙に構造が違う八種類の物質が知られているが、サプリメントにはこの中でももっとも抗酸化効果の高いαトコフェロールという物質が含まれている。ギリシャ語で「子供を産む力を与える」という意味で、ビタミンEが不足すると、不妊になることが知られている。

加速度が月日についてくる老化　　飯田かずを

二〇〇五年の時点でビタミンEの摂取上限は男性で800㎎、女性で600㎎とのことである。

健康の触媒　酵素

人間の体は、食物を摂ることによって、身体を動かしたり、生命を維持したりしている。その役目を司っているのが酵素だ。酵素が不足すると、食物から摂った栄養素は身体に吸収されないで、体外に排出されてしまう。すなわち酵素は食物で摂った栄養源を体内で化学反応を起こさせ、生命の維持をさせるための触媒の働きをしている。

米櫃が確実に減る幸せよ　　正司　珠梨

酵素には「体内酵素」と「体外酵素」の二つがある。さらに体内酵素のなかには消化を助ける「消化酵素」と全身の機能を作り出す「代謝酵素」の二つがある。すなわち消化酵素のアミラーゼはデンプンをブドウ糖に分解する働きを持ち、代謝酵素は新陳代謝の促進で吸収された栄養を細胞に届けて、有効に働く手助けをしている。

漠然と生きて栄養食を噛む　　尾籠　秋蝶

酵素は長寿を司る役目をしているのだ。

人体の骨組み　カルシウム

カルシウムはコラーゲンと共に、骨や軟骨、細胞の足場など、人体の骨組みを作っている物質である。人体を維持するためには、ほんの少しの鉄や、銅などのミネラルも必要だが、カルシウムは人体のありとあらゆるところに必要な大切なミネラルである。

骨太のおんな黙って生きている　徳永　利夫

骨では大量のカルシウムをため込んでいる。それは血液の中のカルシウム濃度を一定に維持する必要があるからだ。またカルシウムの量は、細胞の中で、細胞のさまざまな機能を調整する役割もしている。

ぼろぼろの骨が浮いてる薬瓶　加藤かずこ

高齢になると骨からカルシウムが流出してしまい骨の強度不足が骨折へとつながってしまう。骨の中のカルシウム量を減らさないように、毎日の食事で持続的にカルシウムを摂取することが重要だ。

若さを保つ　コラーゲン

人間の体の若さを保つために必要な物質にコラーゲンがある。コラーゲンは細胞と細胞の間にあって、組織を保持する役割を持つ繊維状のたんぱく質のことだ。そのコラーゲンを作るにはビタミンCが必要だ。

たっぷりとビタミン摂って痩せている　　上野十七八

コラーゲンは、肌の柔軟性や張りに関わる真皮の70％、骨の30％を占めている。ビタミンCは、シミの原因となるメラニンの生成や日焼けを抑える。美容のためにも摂取が推奨される。

ビタミンが効いたか老いの顔の艶　　米倉　すみ

コラーゲンは柔軟性のある繊維状の物質で、網の目の構造を持ち、繊維の足場として細胞の外側部分を構成している。人間の体に含まれるたんぱく質の30％をコラーゲンが占めている。人体の柔らかさはここに由来している。またコラーゲンはカルシウムと結びついて固くなる性質がある。骨や軟骨はこの性質を利用して形を維持している。

体の60%を占める大切なタンパク質

歳を重ねるにつれて筋肉を失っていく。それを補うためにタンパク質の摂取量を増やさなければならない。簡単なことのようであるが、肉は年々高価になるし、歳を取ると料理もままならない。食べたら食べたで胃に負担がかかるし、噛み切る歯も弱っている。

にんげんの為に肥えねばならぬ牛　伊藤たけお

一般の食品に含まれるタンパク質の量(%)は卵100、魚70、肉の赤身70、牛乳60、米57、大豆50、ジャガイモ35だ。

歳をとってくると血中のアルブミンの数値を把握することが大切だ。アルブミンは血液中で最も大切なタンパク質だ。もしアルブミン数値が下がったら、高タンパク質の食糧を多く摂取することだ。

愛されてすこし乱れた目玉焼き　中嶋ひろむ

脳も心臓も、ほとんどタンパク質で、体の個体の部分の60%がタンパク質でできている。

chapter 05

百歳力をつける

百歳人のパワーの源

九十四歳の悩み

ＮＨＫ学園の川柳添削講座を担当してから二十年が経過している。その受講生のなかに九十四歳の男性がいた。そして次の作品の添削を依頼してきたのである。

マンネリを変えたい蟻がもがいてる

作後感には次のように書いてあった。

「毎日同じことの繰り返しに厭きて生き方を変えようと思っていながら焦りもがいている」であった。九十四歳の年齢の男性が明日に向かって生きているのだ。いかにして充実した人生を送れるだろうかと焦り、もがいているのだ。この姿を知って感動しない人がいるであろうか。

普通の人であれば身辺整理をして余生を静かに過ごそうとするのではないだろうか。それを自らを働き者の蟻に置き換えて、自分の姿を描いているのだ。

ちなみに川柳を始めて十二年とある。そうすると八十二歳から川柳を始めたのだ。明日へ向かって生きる人間の姿を学ばなければいけない。

九十五歳になって

川柳わかくさ同人の大阪の島本信明は平成十七年で九十五歳になった。前ページの「マンネリを変えたい蟻がもがいてる」の作者だ。ＮＨＫ学園「川柳倶楽部リポート」に「川柳をしてよかったと思うこと」をテーマにしたエッセイがある。紹介しよう。

川柳を始めてから十三年余。諸先生や先輩の御指導を得て作句や拝読で老後の余生を楽しく過ごせる事は川柳をして本当によかったと感謝しています。たとえば物の見方や考え方でも表から裏から縦横からとあちこちから眺めるようになったのも川柳のおかげと思っていま す。之からの余生も川柳を愛しつづけて行きたいと思っています。

そして雑詠が寄せられた。

　まだ元気片足上げて靴はける

その作後感に「年老いて段々と足腰が弱って来るが幸いまだ元気で片足あげて靴はける健康に感謝している」とあった。川柳愛のたまものだ。

九十七歳、バンザイ

平成十九年三月、私のところに一通の書簡が届いた。埼玉県草加市の飯土井健夫である。

私は明治四十三年二月生まれの満九十七歳です。七十二歳交通事故で左足膝から切断の危機に遭い会社を退社。八十歳で妻が亡くなり、以来独りの生活です。子供二人はそれぞれ遠方でくらしています。九十歳になってから、通いのオバサンに生かされています。私は仕事一筋の人生でしたので趣味がなく、柳誌を読んで半分は意味不明ですが、百歳までまだ三年ありま す。老骨に鞭打って頑張りたいと思います。

そして川柳作品十句が送られてきた。その中から一句を紹介しよう。

百歳の彼方に黄泉という世界

これらの作品に対して私は答えた。私は九十七歳の経験はない。だから真の意味で朱をいれることはできない。いま九十七歳で作った一句は、健夫さんにとって新しい人生なのだ。川柳を続けて欲しい。

百三歳の川柳ばあさん

又一つ年をふやしてほめられる
百歳になっても女は恥ずかしい

昭和四十五年十二月二十七日、百三歳の高寿をもって大往生した諸田つやのの絶句である。
慶応三年一月三日生まれなので悠々と一世紀以上を生き抜いてきた。
川柳に手を染めたのは八十余歳からで「老後はこの方が自由奔放で面白い」と、短歌から急転向してきた。川柳の持つ諧謔を駆使して、洒脱にして風刺、ユーモアに飛んだ名吟を吐き、全国川柳界の至宝といわれ、声援が沸き上がっていた。

子も金も病も無くて百を越し

長寿の秘訣は、「腹をたてないこと」「物事を気にしないこと」「川柳をたのしむこと」という。

初恋もあった顔かと皺を撫で

千葉県八日市場市西光寺境内に、郷土の川柳人を末永く記念しようと建立した句碑がある。

百歳の川柳作家・柴田午朗

現役川柳人の最年長者は島根県の柴田午朗だ。明治三十九年四月二十八日、島根県能義郡母里村生まれ。百歳を記念して川柳作品集「僕の川柳」を上梓した。

お別れに一句残して日がくれる

句集の巻末の句だ。句集の紹介のシオリに「今回の作品集は『今の午朗』をお伝えするために、校正に間に合うかぎり最近の作品も収めました」とある。

百歳の自問自答は何もない

「あとがき」に「私は、百歳になりました。よく生きたものだ。もう何年生きるかわからないが、四、五年は生きたいものだ。頭の中には、書きたいことがあるが、自分では書けない。百歳が近くなって川柳を作った感想は、今さら思うことが多い。年齢に似合わず自分をかえりみて、思うことも多い。もう何年生きるかわからないが、二、三年は生きるだろう。何か書き残すことがあれば幸いである」と綴る。

偏狭奇行が長寿の秘訣!? 葛飾北斎

江戸時代後期の浮世絵師に日本風景版画の創始者・葛飾北斎がいる。寛永二年(一八九四年)四月十八日に九十歳の長寿で他界した。八十歳を越えてもなお筆力は衰えず、〈百人一首うばがえとき〉などを発表している。

北斎だねと摺物を撥で寄せ　古川柳

北斎が美女は三歩が大錦　古川柳

画狂人を自称する北斎は、偏狭で奇行に富み、転居すること九十三度、その間に発表する作品数は約三万以上といわれている。代表作「富嶽三十六景」は日本風景史上不朽の名作だ。

鼾には國なまりなし馬喰町　葛飾　北斎

北斎は宝暦十年(一七六〇年)生まれ。初め絵を勝川春章に学び、勝川春朗と称したが、後に一派を開き、北斎と改めた。川柳もたくさん残している。

飛登魂てゆく気散しや夏の原(辞世)　葛飾　北斎

世界の最高齢者

平成十九年での男性の世界最高齢は田鍋友時さんだ。百十一歳だ。宮崎県都城市に住んでいる。ギネス記録で世界最高高齢者として認定された。一月二十四日に米自治領プエルトリコのエミリアノ・メルカド氏(当時百十五歳)が老衰で死去したために認定された。

百歳の自問自答は何もない　柴田　午朗

現在の世界最高齢者は福岡県福智町の女性、皆川ヨ子さんの百十四歳だ。

平成十九年の全国の追悼式参列者の最高齢者は東京都杉並区に住む松岡コトさんの百一歳だ。車椅子を押してもらい、戦没者の親としての出席だった。

長男欣平さんは学徒出陣だった。東京帝国大学経済学部在学中だった。「二度と戦争なんかあっちゃだめ。私一人が悲しいだけじゃない。子供を送り出した親はみんな同じ思いにいるんだから」と深い悲しみと怒りににじんでいたとのことだ。

百歳の皺神の心が棲んでいる　乙部幸次郎

増え続ける百歳人口

国内の百歳以上の高齢者は平成十九年九月末の時点で三万二千二百九五人とのこと。統計を取り始めた一九三六年以降、初めて三万人を突破したのだ。
調査結果によると、全国の百歳以上の人のうち、女性が二万七千六百八十二人と八十五・七％を占めれいる。男性は四千六百十三人だ。

夢じゃないおひさま拝み百までも　　枡谷　キヨ
百歳の母に八十叱られる　　及川　豚朴

現在の世界最高齢者・皆川ヨ子さんと同じ百十四歳の豊水常代さんは高知県南国市の介護保険施設「夢の里」で暮らしている。冗談と歌が好きな明るい性格で周囲に慕われている。専業主婦として五人の子どもを育てた。裁縫が得意で、施設に入所する前は、近所の人に頼まれて着物などを仕立てていたという。「鉄道唱歌」が大好きだ。

そっと来てそっと立ち去る運不運　　村山　守次

新藤兼人のいのち

映画監督で脚本家の新藤兼人は九十五歳の現役だ。八十二歳のとき妻であり女優の乙羽信子と死別した。そのときの様子を「部屋であぐらをかいて、じっとしていて、ただひたすら孤独を受け入れた。……わたしは石のようだったろう。しかし、トイレにも行きたくなる。いくら食欲がなくとも、なにかつまみたくなる」と綴っている。

百になっても分からない花の会話　　柴田　午朗

八十五歳のとき音羽信子の遺作「午後の遺言状」で舞台演出に挑戦。九十歳で映画「ふくろう」を撮り、浅田次郎の小説「ラブレター」を舞台演出した。九十四歳の初夏には「ラブレター」の再演を手がけた。しかし、老いは容赦ない。忘れっぽくなり、ものごとの整理がつきにくくなった。

百歳と喋る百歳にはなれぬ　　唐沢　春樹

九十五歳、煩悩を抱えるわたしであるが、最後の最後まで素朴で、誠実でありたいと願うのである。

尽きない創作意欲　パブロ・ピカソ

総理大臣の名は忘れてもピカソの名は誰しもが覚えている。一八八一年にスペインに生まれ一九七三年南フランスで没している。九十二歳という生涯を世界の画壇に貢献したのだ。

裸婦像へ何か呟くベレー帽　角園　雨雀

ピカソの画業のなかで最も有名な絵に「ゲルニカ」がある。一九三七年にヒトラーによるゲルニカの町の無差別爆撃によりほとんどの市民が虐殺されたのを見て憤然として描いた大作だ。その後も「戦争と平和」をテーマに描き続け、晩年には数々の代表作を残した。また制作の広範囲にわたることも類を見ない。

無差別の殺意に予告などはない　東川　俊江

ピカソは二〇世紀に美術活動を先導して現代絵画のあらゆる傾向をうみだした。その作品は油彩、水彩、色鉛筆、エッチング、石版をはじめ、彫刻、陶芸等、多岐にわたっている。この創作意欲が長寿へと導いたのである。

年齢を超越したロマン　横山大観

日本画といえば横山大観の名が真っ先に出てくる。一八六八年（明治元年）生まれ、一九五八年（昭和三三年）没。享年九〇だ。代表作には大正期に「遊刃有余地」「生々流転」、昭和期には「飛泉」「夜桜」「野の花」その他水墨、山水、富士山などがある。

しあわせな絵になる雲が富士へ来る　　内藤　凡柳

第二次大戦後、九〇歳近くになってもロマン的な生気と情趣を失うことはなく、気迫にみちた作風を示していた。

売れない絵ばかり天才かも知れぬ　　吉永　昭斉

大観の絵は明治における岡倉天心の理想主義的な芸術運動の結論を示したものであった。古来の東洋主義的な画風を清新に生かし、巧みな構図と、鋭い着想によって、近代日本画の典型を具現したのである。近代日本画壇の代表的な巨匠といえよう。

年齢を超越したロマンが長寿へと導いたのだ。

四回結婚したチャップリン

世界の喜劇王といえばチャップリンだ。現在でもスクリーンを賑わし、テレビのブラウン管を独占している。一八八九年イギリスのロンドンに生まれ、一九七七年スイスのレマン湖畔の自宅で老衰のため死去する。享年八十八。

喜劇終わり勲章だけが生き残る

永田　暁風

チャップリンの作品を挙げるときりがない。そのなかで見落としてならないのは「独裁者」だ。ヒットラーが現存のときに作った作品だ。何時暗殺されるかわからない環境で作った作品だ。これこそチャップリンの真骨頂の作品といえよう。

自画像が喜劇役者になっている

布施　蘇公

チャップリンの結婚歴も見逃すわけにはいかない。二十九歳のときに十六歳の女優ミルドレットと、三十五歳のときにリタ・グレイと、四十七歳のときにポーレットと。そして五十四歳のときにウーナと結婚。正式な結婚だけでも四回だ。長寿のパワーだ。

負けん気の片岡珠子

日本画壇の最長老の片岡珠子が平成二十年一月十六日、急性心不全のため逝去した。享年百三だった。二〇〇五年には百歳を記念して大規模な回顧展「現代日本画の巨星」が神奈川県立近代美術館で開催された。開会式には車椅子に乗りながら元気な姿で現れ画壇の重鎮の存在感を示したとのことだ。

雲海の陽がお気に召す富士の山　　小堀小次郎

代表作は、足利尊氏、葛飾北斎などの歴史上の人物の「面構」シリーズだ。深い洞察力と時代考証の上に立ち写実の域を超え、格調の高い画風で日本画壇に新風を巻き起こした。また、富士山をライフワークとして、四季折々の姿を大胆奔放な筆遣いで描き続けた。

山は無口時折人を裁いてる　　西森　絹子

若いときは「落選の神様」と異名をとるほど公募展では落選つづきだった。だが負けん気の精神と彼女のスケールの大きさ、生命力が長寿へと繋がったのである。

もてなしの心の伝道師　飯田深雪

アートフラワーの創始者・飯田深雪は二〇〇七年七月、一〇三歳の生涯を閉じた。外交官夫人としてアメリカやインドで暮していた。赴任先の経験を生かして四十四歳のとき料理とアートフラワーの教室を開いた。その後一〇二歳まで花や料理で相手を心遣う「もてなし」について、毎月講義をしていた。

冬枯れの庭に造花が挿してある　桐島カズ子

一〇〇歳を目前にして骨折した。その後、何回か転倒して二〇〇六年頃から、寝込むようになってしまった。だが、身体は動かなくと頭はしっかりしていた。六月頃から貧血を起こすことが多くなり、意識が混濁するようになってきた。

序破急のリズムみごとなお献立　大坪　君枝

長男の飯田雄一はいう。「遺言はないが、私が創作したアートフラワーやおもてなしの心を弟子たちが世の中に伝え、少しでも社会に役立てばいい」。生前からの言葉だった。

日々是実践　日野原重明

日野原重明という名前はある程度お年をめした方ならわかるだろう。九十五歳の現役医師で診療にあたりながら、著書の執筆、講演に大活躍しておられる。一九九九年に文化功労賞、二〇〇五年に文化勲章を受章している。

治る気にさせる名医の声を聞く　水田　弘子

日野原氏いわく、長生き人生の優先順位は、①体をよく動かすこと。つまり、「歩くこと」。②良い食べ方の習慣をつけること。つまり「量を減らすこと」。③いつも考えて行動すること。それには心の「健康感」が欠かせない。

赤い実が落ちないうちにリフレッシュ　宮原　せつ

日野原流・整理整頓法がある。①一日に一・五～二時間整理に費やす。②ものを探すむだな時間をつくらないこと。③ファイリングは毎日行う。④手紙やハガキはすぐに返信する。⑤今の生活に必要なものだけを残す。⑥短い時間を有効に活用する。

夢のような101年　音楽家・中川牧三

ここに中川牧三と河合隼雄との対談集「一〇一歳の人生をきく」がある。中川牧三は世界最高齢指揮者だ。平成十六年の著書なので、いま数えると一〇五歳になる。そのなかの「長寿の秘訣」と「健康法」についての対談記録がある。

幕降ろす日までタクトは離さない　　中野　秀雄

長寿の秘訣と健康法について聞くと。「特別なことはなにもない」「九〇を過ぎて二回ほど胃潰瘍をやりました」「つい無理をしてカゼをこじらせて肺炎にもなりましたが、ほかにはこれといった病気はしたことがありません」「すきやきが大好き、友人とおしゃべりをしながら楽しく食べること」「食事のときには軽く飲みますね」とのことだ。

忘れたき過去を吐き出す二人酒　　喜田　弘一

「レッスンはいちおう一時間ということだが、気がつくと一人に一日がかりになることもある」「音楽とともに、夢のように過ぎた一〇一年でした」と語る。

恋愛の勲章　宇野千代

小説家・宇野千代の九十五歳のときの色紙に「この頃　思うんですけどね　何だか私　死なないやうな　気がするんですよ　ははは　は」とある。年表を見ると平成五年（一九九三）九十六歳の一月、「不思議なことがあるものだ」を「すばる」、随筆「待つことの人生を」を「文学界」に発表している。まさしく脅威の作家であるといえよう。

文豪のわがまま古いかなづかい　　鷹野　青鳥

男性遍歴もお見事だ。二十二歳で藤本忠と結婚、二十七歳に尾崎士郎と結婚、四十二歳に北原武夫と結婚。その間、小林秀雄と、東郷青児と同棲している。まさしく波乱万丈の人生であったともいえよう。このエネルギーが長寿に結びついているのかも知れない。

どっちにも人気と金のある離婚　　梶川雄次郎

この人生を瀬戸内寂聴は「過去の見事な恋愛の勲章の輝き」と言いきっている。人生は百歳まで恋をすべきだ。

初心忘れるべからず　野上弥生子

小説家・野上弥生子は昭和六十年(一九八五年)三月三十日、東京都世田谷区の自宅の離れにて、急性心不全にて逝去した。そのときのときの様子についてはこう記録されている。「長男素一は七時ごろ母の住む二階に上がり、声をかけて戻った。十時ごろ、通いのお手伝いさんが、鍵をあけて、『朝ごはんはめしあがりますか』と部屋に入ったとき、弥生子は、ベットに上ろうとした姿で、永眠していた」と。

飾らない顔に戻れたデスマスク　篠崎扶美子

昭和五十九年(一九八四年)五月十日東京會舘で「野上弥生子さん百歳のお祝い」が開かれた。山本健吉、谷川徹三、瀬沼茂樹、萩原葉子、有吉佐和子、芝木好子、円地文子、佐多稲子らが出席した。

百までも生きて百度の大晦日　井上剣花坊

野上弥生子の座右のことばは世阿弥の「初心忘れるべからず」だ。その初心を貫き通して、百歳の生において、その文学を大成した。

一人気ままに　三浦敬三

山岳写真家の三浦敬三は九十九歳のときに白寿を記念してモンブランの氷河を滑走した。二十歳から百歳まで、一年に百日以上もスキーを楽しみ、それだけの回数を滑っていても「一度も同じ雪を滑ったことはない」という。それは滑るときの感性を大切にしているからだ。

百歳の皺神の心が棲んでいる　乙部幸次郎

古希のときにエベレストの氷河を滑走。喜寿では親子三代(子の雄一郎、孫の雄大)でアフリカのキリマンジャロに登頂、頂上の噴火口内を滑走。傘寿の翌年にはヨーロッパ・アルプス九〇キロの距離をスキーで踏破。米寿にはフランスとスイスにまたがる氷河地帯を踏破した。まさにスーパー長寿者だ。

百歳のいきざま学ぶものがあり　松井智恵子

「ぼけないためには、一人で気ままに暮らすこと」。自ら近所の八百屋やスーパーに出かけ、食事はすべて自分で作る。黄金の人生を謳歌している。

年齢別生き方の心得　昇地三郎

スーパー新老人に昇地三郎がいる。現在一〇一歳で知的障害児通園施設・しいのみ学園の創設者で、現在も園長を勤めている。昇地は年齢ごとの長生きの心得を説いている。

百歳をめざしまだまだ昇り坂　　石井　悦子

六十代の心得は「海外飛躍の時、自分の持っている学問や実績を広げよう」とのこと。七十代は「しょぼけないでイキイキとどこへでも出て行って、自分を鍛える」。八十代は「駄目だと思ったら、その日から駄目になる。若さは半分の四十代のつもりで頑張ると、気力がでてきます」とのこと。九十代は「今からでも遅くない。『自分は中学三年生だ』と十五歳の意欲で勉強すればいい」とのこと。「年を重ねれば重ねるほど心づもりは若くすること」とのことだ。

百歳から生きる美学を教えられ　　高木みち子

日記は外国語で書いており、六十五歳からハングル語で書き、九十五歳から中国語で書いている。

いつまでも映画人　市川崑

平成二十年二月十三日、映画監督の市川崑が九十二歳で肺炎のため逝去した。最後の作品は九十歳のときの「犬神家の一族」のリメイクが遺作となった。独自の映像美の探究で、文芸作品から時代劇、エンターテイメントからドキュメンタリーまでジャンルを超えて追い続けた。

映画から夫婦の会話はずむ日々　濱川ひでこ

八十本近い作品のなかで、特に「ビルマの竪琴」は、ベネチア国際映画祭でサン・ジョルジュ賞を受賞し、国際的な評価を得ている。この映画は後年、「海外ロケをして、きちんとカラーで撮りたい」と自らリメイクしている。

オリンピック日本の素顔見て貰い　田代　青青

最も親しまれたのは、初のドキュメンタリー「東京オリンピック」だ。超望遠レンズとスローモーションを駆使して世紀の祭典を描いた。「芸術か？　記録か？」の論争を呼んだが歴史に誇る名作となった。

毎日一回筆を持つ　小倉遊亀

日本画家・小倉遊亀は二〇〇〇年七月、百五歳の生涯を閉じた。「浴女」「母子」など日本を代表する作品が残されている。九十七歳のときに体調を崩され入退院を繰り返し、その後、生活の管理を手伝う必要がでてきた。

人間にもどる画廊の静けさよ　片岡　湖風

入院した聖路加病院の日野原重明名誉院長が五つの「生活のしるべ」を守るようにいった。一、水、牛乳をのむこと。二、座るか腰をかけている時間を多くすること。三、手足、指の運動。四、毎日おふろか腰湯。五、毎日一回筆をもつ。「いずれも大変でしたが、とりわけ筆をもつことは祖母の気持ちが向かず、なかなか実現できませんでした」と孫の森寛子が言う。

アトリエに枯れっぱなしのカレンダー　山田　菊人

取材に対し「死を考えることはあまりない」と答えたとのこと。前向きな百五歳の人生だった。

百歳川柳句集

百歳力をつける

chapter
06

百までも生きて百度の大晦日　井上剣花坊
百目指す処世は喜びと感謝　吉岡　龍城
百歳の人生かざる長寿髭　阿部冨士子
夢じゃないおひさま拝み百までも　桝谷　キヨ
百歳の笑い話しも九十の夢　泉　象平
百歳に寿命が霞食っている　盛田　玄治
百年を走り続けて母浄土　平向　玲子
百歳の手をとり合った笑いの輪　中河　忠
百歳の母に八十叱られる　及川　豚朴
ウォーキングして百歳を追いかける　土橋　螢
百までは若くいたいとスクワット　小山　和子
百歳を目指してばあちゃん跳び歩き　石井　悦子

八十路来て密かに百の歳を繰る　堀田浜木綿
百歳ばんざいサプリメントは知らぬまま　山本　雪子
百歳の夢へパークの玉を追い　岩崎　白雲
一族に来年があり今日白寿　大和　柳子
草むしる祖母百歳は通過点　岡　藤四郎
百歳と喋る百歳にはなれぬ　唐沢　春樹
忍従の百年母の金字塔　橋本　千華
百歳に明治元気にあと三年　飯土井健夫
丁寧に洗う百歳めで生きる　石丸　たか
百歳が覚えた三味の黒田節　桝谷　キヨ
百歳万歳沖縄戦の生き字引　菅野　貴之
長寿国お元気百歳はなざかり　水島　綾子

八十路坂百歳の夢追い眉を引く　大島うめの
背筋真っ直ぐ百歳に向け歩調とる　神戸かち坊
百歳の元気五勺の酒がある　亀山　緑
百歳になったら止める酒煙草　辻本　俊夫
百歳をめざしまだまだ昇り坂　石井　悦子
百歳が近付いてくるどうしよう　山本　宏
百歳へ序列はつけぬ神の慈悲　鈴木　幹
百までは生きよと神が背中押す　武田　一虎
百までを生きる気骨の背をのばす　山本久美子
百歳の皺神の心が棲んでいる　乙部幸次郎
百までは記憶してます顔のしわ　関本かつ子
百までは無理と遺伝子嘲笑う　梶　泰栄

自叙伝に百まで生きる彩を足す　伊坪　知子
百という未知の世界へ竹を踏む　加藤　三笑
百歳は届かぬ場所に置いてある　武井さわ子
百歳でポックリ寺があればよい　石井　　泉
百歳を生きた手相を覗きこむ　郡山　弘子
百歳から生ある美学を教えられ　高木みち子
百歳になっても妻を愛します　奥田　哲直
百までは妻と遊べる預金帳　加藤　太朗
カリヨンの鍵百歳を夢とせず　近藤　智子
百歳の夢をきたえる五七五　庄司　淡泉
百歳の皺は菩薩の相になり　中村　忠夫
百歳のいきざま学ぶものがあり　松井智恵子

百歳の笑顔に媚びるものが無い　鵜飼　曳馬
百歳を鍾乳石に笑われる　長﨑　榮市
ほろ酔いで百まで夢を追いつづけ　岩崎　白雲
百歳の過去のロマンス頬染めて　伊藤いえ子
もう飽きた百歳百回お正月　田辺ひでお
百歳の笑顔にもらういい明日　下山すすむ
百までも長寿を狙う欲の皮　佐々木清勝
竹踏みし百歳狙って生きてやる　山上トミ子
百歳まで生きるつもりの介護室　木村　彦二
百歳まで生きる体操部屋の中　中村　正樹
百歳を祝う白寿へ紅を足す　引木　詠路
百歳の百の皺には百の忍　大島うめの

百までは無理と知りつつ指を折る　佐藤　久吾

百歳の母が主役の今朝の屠蘇　田中　嘉雄

百歳に百一歳という未来　浅川和多留

百歳を目指し句作の古希の朝　田村登美治

百までもいきるつもりのかくし金　丹羽　衛

ナースらの介護に感謝母白寿　有田　啓子

米寿過ぎ百寿まではと意気盛ん　安藤　忠義

百までは生きる積りの杖に負け　浜本　美茶

百歳の彼方に黄泉という世界　飯土井健夫

三万と居る百歳の仲間入り　飯土井健翁

百歳を目の前にして輪の家庭　篠崎　朝子

百歳の挙動に無駄が見つからず　佐藤　国喜

百歳の紫煙羨ましく眺め　井上　文子
百歳の笑みがこぼれる敬老日　加藤　愛子
百歳を過ぎて余生という明治　飯土井健翁
百歳に近く九十年でまだ生きる　木村　彦二
百歳のパワーは春の陽をはじく　三谷まさえ
平成に喝百歳の若い声　古野つとむ
百歳を迎え皇寿の峰仰ぐ　古谷龍太郎
百歳の背筋が凛と道しるべ　野尻　佳水
百歳の自問自答は何もない　柴田　午朗
百までは生きたい体大切に　〃
百歳になれば男も死化粧　〃
百歳にもう三年笑っているのは神仏　〃

百歳までは生きたいただ生きてみたい　柴田　午朗
百という数を数えて何を待つ　〃
百歳近く生きて三度の食事だけ　〃
百歳近く便利な涙さえ出ない　〃
百になっても分からない花の会話　〃
百歳の惚け爺さんでさようなら　〃
百歳近く今日も男の待ちぼうけ　〃
百までは生きたい素直な生活　〃
百歳と決めて引き算うまくなる　斎藤　大雄
死を食べて食べて百歳説といる　〃
百歳へ五臓六腑はついて来ず　〃
百歳の夢食べ合って酒といる　〃

百歳説ひそかに鬼と手をつなぎ　〃
百歳の夢を盛ってる余命表　〃
百歳へいのちを守る休肝日　〃
百歳へ今日も酔ってる老い河童　〃
百歳へ笑顔つづけてフラダンス　〃
百歳へアートは尽きぬトー・シューズ　〃
百歳を生命線も信じきり　〃
十年日記卒寿が綴る一ページ　〃
百歳へいのちひとつを抱いて寝る　〃
百歳へ夢を置いてる腹七分　〃

【参考文献】

赤瀬川原平「老人力」(ちくま文庫・2001/9)
石原結實「病気にならない食べ方・食べ物」(海竜社・2007/5)
五木寛之「林住期」(幻冬社・2007/2)
今川乱魚「ユーモア川柳傑作大辞典」(新葉館出版・2007/12)
上野千鶴子「おひとりさまの老後」(法研・2007/7)
ウォルター・M・ボルツⅡ世「１００歳まで生きる法(ビジネス社・1997/9)
宇野千代「新日本文学アルバム・宇野千代」(1993/4)
梅原　猛「地獄の思想」(集英社・1981/10)
江藤文雄「チャップリン」(岩波ジュニア新書・1995/2)
江畑哲男「ユニークとうかつ類題別集句集」(新葉出版・2007/10)
大島　清「脳年齢が若くなる生き方」(新講社・2006/3)
貝原益軒「養生訓ほか」(「中央公論社・2005/12)
貝原益軒「養生訓・和俗童子訓」　(岩波書店・2001/9)
黒井千次「老いるということ」(講談社現代新書・2006/11)
伍　鋭敏「薬膳」(東京書籍・2005/8)
斎藤茂太「快老生活の心得」(角川書店・2003/2)
白澤卓二「一〇〇歳まで生きる条件」(中央法規・2007/7)
柴田午朗「川柳作品集・僕の川柳」(自費出版・2006/12)
新藤　兼人「いのちのレッスン」(青草書房・2007/5)
末広恭雄「魚の博物事典」(講談社学術文庫・1989/7)
川柳くろがね吟社「課題別高点句集」(2003/8)
坪井キミ子「母の介護・一〇二歳で看取るまで」(新潮新書・2007/7)
中川牧三・河合隼雄「１０１歳の人生をきく」(講談社・2004/8)
西尾玲士「老化の科学がわかる本」(秀和システム・2006/10)
野上弥生子「新潮日本文学アルバム・野上弥生子」(新潮社・1995/2)
昇　幹夫「笑いは心と脳の処方せん」(リヨン社・2006/11)
長谷川光寛「法話句文集　生・老・病・死」(自費出版・1997/11)
服部幸應「食材事典」(フジテレビ出版/扶桑社・1995/12)
林　督元「酵素で生き生き長寿」(ぶんぶん書房・2008/1)
原洋一・菅原龍幸・松本仲子「健康食　きのこ」(農山漁村文化協会・1989/3)
番傘川柳本社「新・類題別番傘川柳一万句集」(創玄社・1938/12)
番傘川柳本社「続・類題別番傘川柳一万句集」(創玄社・2003/12)
日野原重明「長生き人生の優先順位」(講談社・2007/5)
日野原重明・道場信孝「高齢者の健康学」(創英社/三省堂書店・2007/9)
船井幸雄・安保徹「医者いらず老い知らずの生き方」(徳間書房・2006/11)
松木康夫「余生堂々」(祥伝社・2003/4)
松原泰道・平川彰「こころの開眼」(集英社・1983/12)
向笠千恵子「日本の朝ごはん・食材紀行」(新潮社・2001/6)
森　昭胤「脳・１００の新知識」(講談社・1991/2)
柳田邦男「生と死の現在」(文藝春秋・1992/11)
山井和則「体験ルポ・世界の高齢者福祉」(岩波新書・1991/9)
山本成之助「川柳食物史」(牧野出版・1976/2)
米山公啓「新老人論」(アスキー・2007/12)
和田秀樹「人は感情から老化する」(祥伝社新書・2006/11)
渡部昇一「95歳へ！」(飛鳥新社・2007/4)
渡辺弥栄司「125歳まで、私は生きる！」(ソニーマガジンス新書・2008/2)

あとがき

一口に百歳といっても一世紀だ。それを生き抜くということは人間としての現実の厳しさを嫌というほど知らされることだろう。しかし、百歳をかくしゃくとして生き抜き、現実に活躍している人達が大勢いる。その真似をしようというのではない。目的として生き抜こうというのがこの本の目的である。そして生命の尊さ、重たさ、無限を一緒に考えることができれば最高の喜びである。

最近、後期高齢者が問題になっている。現実に私も後期高齢者医療被保険者証を与えられた。いわばこの保険証は「高齢者よ一人で生きろ」との証明書のようなものだ。そして家族をばらばらにしたのがこの保険証だ。病院へ行ってらっしゃいと家族ばらばらの保険証を持って出かけなければならない。あなたの保険料はあなたが払いなさいと言っているようなものだ。老夫婦が手を携えながら病院へ行く時代が終わったのだ。そして百歳まであと二十五年生きなければならない。そうすると百歳まで生き抜くということは簡単なことではない。家族愛のない孤老が生き抜いていかなければならない。

人間の肉体の限界は百二十歳だそうだ。しかしそれを達成するには体の部分の寿命を知っていなくてはならない。大脳の、神経細胞の、骨の、筋肉の、心臓の、肝臓の、すい臓の、腎臓の、皮膚の、歯の、などなどにも寿命があるのだ。それらをコントロールしながら百年の歳月を数えるのだ。老化という避けることのできない闘いがある。天災というアクシデントもあるだろう。不慮の事故という招かざる不幸を呼ぶこともある。その中で百年という歴史を積み重ねなければならない。そこに百歳という金字塔が建つのだ。

人間の欲望のなかで食欲に勝つことは難しい。百歳までの食事の第一条件は腹八分だ。これを守り抜かなければならない。特に腹八分から七分、六分へ減食していくことは人間の欲望をむしりとっていくようなものだ。そのほか栄養のバランスなどを考えていくと食事は美食という人間の欲望から遠い世界へ行ってしまうであろう。それだけ百歳を生き抜くということは難しいのだが、やらなければ長寿に結びつかないのだ。

しかし、人間には百歳までのライフスタイルというものがある。また人間のみが持つ精神力というものがある。その上、夢があり、希望があり、恋がある。これらの人間のみがもつ四次元の世界がいや、五次元の世界が百歳への夢を実現させてくれるのだ。

最後になったが、本書を書くにあたり、多くの作品を引用させていただいた。これらの作品は、本書が存在する限り、永遠に読み継がれていくことと思う。また、次の本の文献資料として生き残ることを信じてやまない。最後に書き下ろしの原稿を読者のためにまとめてくれた新葉館出版の雨宮朋子さんに深甚なる謝意と敬意を捧げるものである。

平成二十年五月

札幌・詩碧洞にて

斎藤　大雄

【著者略歴】
斎藤大雄（さいとう・だいゆう）

1933年札幌市生まれ。

現在・札幌川柳社主幹。北海道川柳連盟会長。日本川柳ペンクラブ副会長。(社)全日本川柳協会常務理事。(社)日本文藝家協会会員。

著書・句集「根」(共著・昭39)、「川柳講座」(昭41)、柳文集「雪やなぎ」(昭46)、句集「喜怒哀楽」(昭49)、句集「逃げ水」(昭54)、「北海道川柳史」(昭54)、「現代川柳入門」(昭54)、柳文集「北の座標」(昭58)、「川柳の世界」(昭59)、句集「刻の砂」(昭60)、「川柳のたのしさ」(昭62)、「残像百句」(昭63)、「斎藤大雄句集」(平3)、「情念句」(平4)、「川柳ポケット辞典」(平7)、「現代川柳ノート」(平8)、「情念の世界」(平10)、「斎藤大雄川柳選集・冬のソネット」(平11)、「川柳入門はじめのはじめのまたはじめ」(平11)、「選者のこころ」(平13)、「川柳はチャップリン」(平13)、「斎藤大雄川柳句集　春うらら雪のんの」(平14)、「川柳入門はじめのはじめのまたはじめ(改訂復刻版)」(平15)、「現代川柳のこころとかたち」(平15)、「名句に学ぶ 川柳うたのこころ」(平16)、「田中五呂八の川柳と詩論」(平16)、「真夜中のナイフ」(平17)、「追憶ハ雪」(平17)、「現代大衆川柳論」(平17)、「川柳力」(平18)。

百歳力をつける
せんりゅう養生訓

○

平成20年6月4日　初版発行

著　者
斎　藤　大　雄

発行人
松　岡　恭　子

発行所
新　葉　館　出　版
大阪市東成区玉津1丁目9-16 4F 〒537-0023
TEL06-4259-3777 FAX06-4259-3888
http://shinyokan.ne.jp/

印刷所
FREE PLAN

○

ISBN978-4-86044-342-9